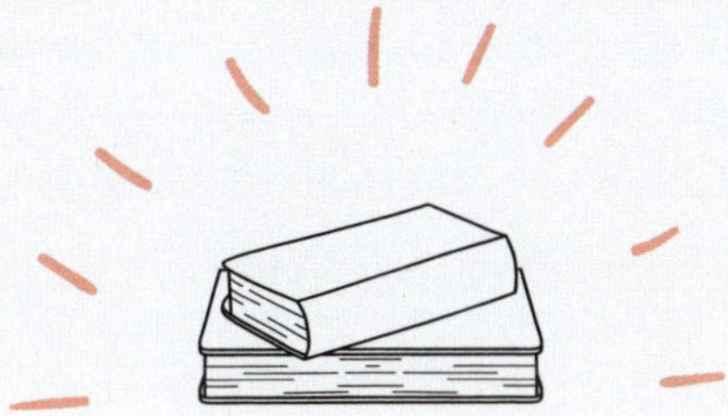

DIESES BUCH IST GESCHRIEBEN
VON RUDI BEISER UND

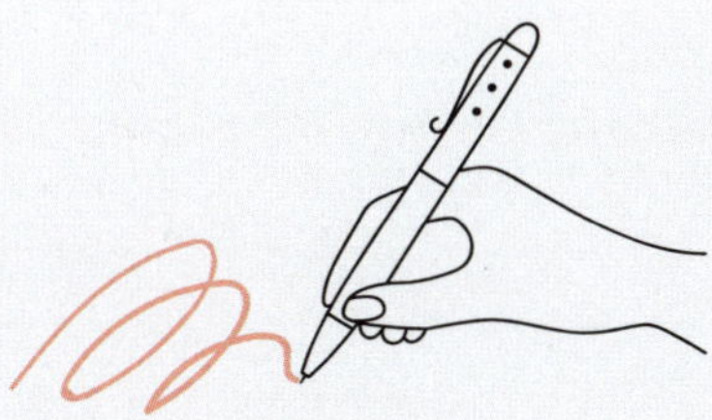

Dieses Buch ist nachhaltig und regional in Deutschland produziert. Das Papier ist FSC®-zertifiziert, und um Plastik zu sparen, verzichten wir auf eine Plastikfolie drumherum.

ulmer

Dein PROJEKT. Dein GUIDE.

# Heilpflanzen

kennen. sammeln. verarbeiten

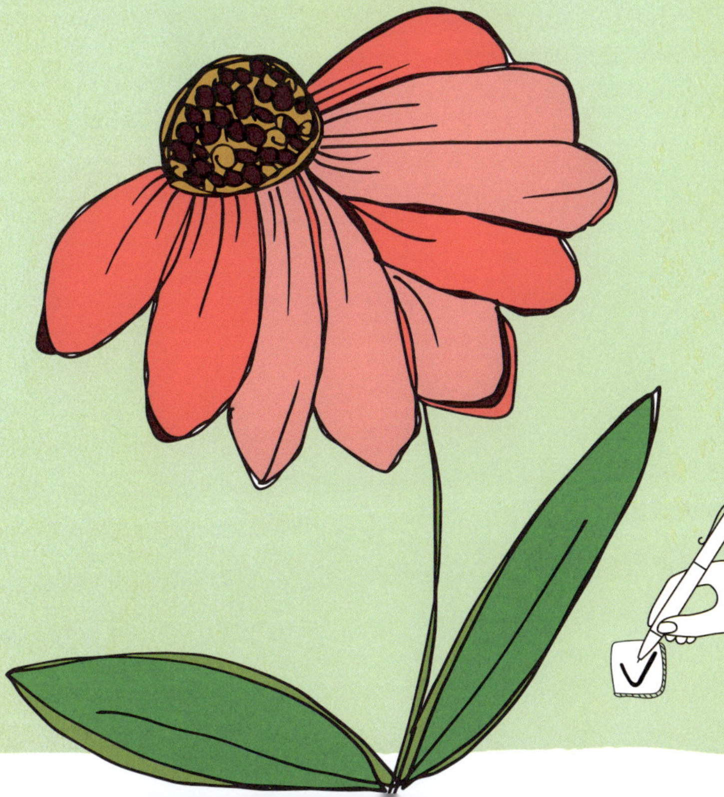

# inhalt



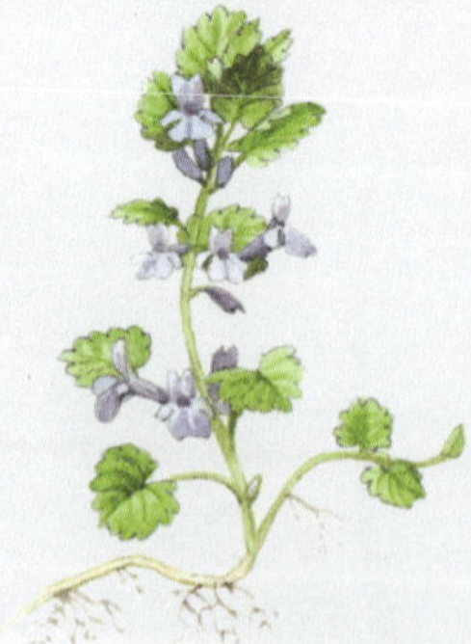

**Noch mehr Infos, Rezepte & Ideen gefällig?**

Online unter www.ulmer.de/heilpflanzen-guide findest du noch mehr Extramaterial zum Herunterladen und Ausdrucken.

# Hallo du!

Dieser Guide wächst mit dir, während du wächst.

Mein Name ist Rudi, und seit über 45 Jahren haben es mir die Heilpflanzen angetan. 20 Jahre lang hatte ich meine eigene Kräutermanufaktur, und jetzt freue ich mich darauf, mein Wissen und meine Erfahrungen mit dir zu teilen. Sehr viele Wildpflanzen und Gartenkräuter haben Heileigenschaften. Manche sind wahre Wunderwaffen und helfen uns, gesund zu werden oder es zu bleiben – daher werden sie seit Jahrtausenden als Medizin genutzt. Einige dieser Pflanzen wirst du bald kennenlernen. **Dieses Buch ist aber mehr als nur eine Sammlung von Informationen über Heilpflanzen – es ist dein persönlicher Heilpflanzen-Guide.** Ganz egal, ob du neugierig auf die Pflanzenheilkunde im Allgemeinen bist oder bereits einiges ausprobiert hast: Ich will dich inspirieren, motivieren und vor allem begleiten. Ich zeige dir, was in den Pflanzen überhaupt so heilsam ist, dieses Buch gibt dir aber auch das Grundgerüst an die Hand, um Heilpflanzen kennenzulernen und aus ihnen Pflegendes und Wohltuendes herzustellen.

**Über drei Level kannst du dein Wissen und deine Erfahrung schrittweise vertiefen.** Jedes Level führt dich ein Stück weiter auf deiner Reise. Selbst wenn du schon einiges über Heilpflanzen weißt, kannst du in den ersten Buchteilen Neues entdecken oder Bekanntes aus einer frischen Perspektive betrachten.

Check jeweils den QR-Code!

**Auf vielen Seiten findest du QR-Codes**, die dich zu weiterführenden Videos und Infos führen. Über andere kannst du dir die praktischen Vorlagen herunterladen – falls dein Guide also irgendwann vollgeschrieben ist, kannst du trotzdem weitermachen.
Eines verspreche ich dir: Du öffnest hier eine Schatztruhe, und was du darin findest, wird dich so schnell nicht mehr loslassen, sondern du wirst immer mehr ausprobieren wollen, das dir guttut.
Also: Lass uns gemeinsam loslegen!

Dein

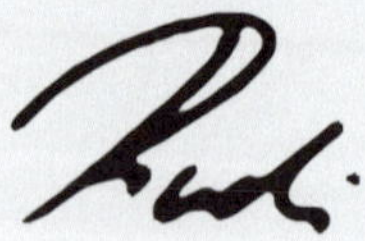

Hier erfährst du, welche Inhaltsstoffe von Pflanzen für eine Heilwirkung zuständig sind PLUS allgemeine Infos über das Heilen mit Pflanzen. Mache Bekanntschaft mit Pflanzen, die für den Anfang infrage kommen und gegen 40 Beschwerden helfen können.



Hier erfährst du, wo du Heilpflanzen am besten herbekommst und was du beim Sammeln beachten musst. Außerdem zeige ich dir, wie du sie selbst anbauen, ernten und haltbar machen kannst. Mit meinen Grundrezepten an der Hand sowie hilfreichen Tipps kannst du deine ersten eigenen Heilmittel selbst herstellen.



Mit dem Wissen, das du bis jetzt erlangt hast, bist du schon fast ein Profi. In Level 3 geht es darum, gezielt Wellness-Präparate und Heilmittel für einzelne Beschwerden herzustellen.

LEVEL 1

# DIE MACHT DER pflanzen

Pflanzen sind echte Wunderwerke. Mithilfe von Sonnenlicht, Wasser und Kohlendioxid bauen sie in ihrem „Chemielabor“ komplexe Inhaltsstoffe zusammen – und die können wir nutzen, ob in Tees, Tinkturen oder Cremes. Was genau sie für uns so wertvoll macht, erfährst du auf den nächsten Seiten.

Aber warum eigentlich warten, bis der Tee zubereitet ist? Nicht nur die Inhaltsstoffe unserer Bäume, Sträucher und (Un-)Kräuter wirken heilsam, sondern schon ein Spaziergang in der Natur lässt uns aufleben und tut Seele und Körper gut. Waldbaden ist nicht ohne Grund im Trend! Wusstest du, dass schon ein kurzer Spaziergang in der Natur Stresshormone reduziert, den Blutdruck senkt und dein Immunsystem stärkt?

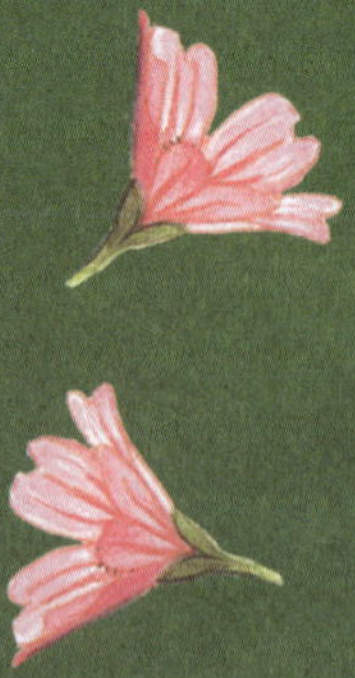

INHALT | SEITE | GECHECKT



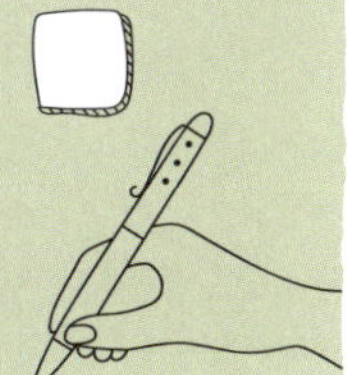

Kreuze die Kästchen an, wenn du das Thema gelesen hast...

# Powerstoffe aus der Natur

Viele kleine Beschwerden kannst du super mit Pflanzenmedizin behandeln. Trotzdem ist es sinnvoll, dass du dich bei der Selbstbehandlung mit deinem Arzt bzw. deiner Ärztin oder deinem Heilpraktiker oder deiner Heilpraktikerin abstimmst.

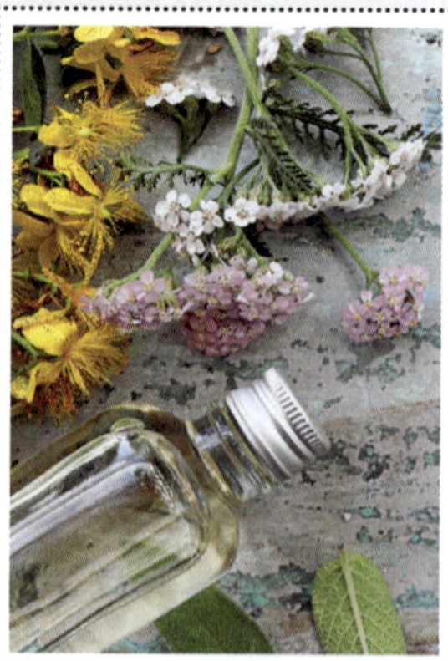

**Unsere Vorfahren haben über viele Jahrtausende NUR mit der Kraft der Pflanzen geheilt – und sich dabei einen reichen Erfahrungsschatz aufgebaut. Aus dem können wir noch heute schöpfen, wenn wir Rinden, Wurzeln, Blättern, Blüten und Früchten ihre wertvollen Wirkstoffe entlocken.**

Sehr viele Wildpflanzen und Gartenkräuter tragen das Potenzial einer Heilpflanze in sich. Alle sind sie kleine Chemielabore. Mithilfe des Sonnenlichts produzieren sie Inhaltsstoffe, die sie selbst benötigen, um sich beispielsweise gegen Krankheiten und Fressfeinde zu verteidigen, sich vor UV-Strahlung und Sonnenwärme zu schützen oder um Bestäuber und Samenverbreiter anzulocken. Die meisten dieser Stoffe haben für die Pflanzenheilkunde eine enorme Bedeutung, weil sie im menschlichen Organismus Heilwirkungen hervorrufen können.

Aber was genau hat eigentlich die Wirkung, die wir uns wünschen? Das sind vor allem die „sekundären Pflanzenstoffe" wie Gerbstoffe und Flavonoide, Bitterstoffe und Schleimstoffe, aber auch ätherische Öle.

Wildpflanzen haben einen deutlich höheren Gehalt an Sekundärstoffen als gezüchtetes Gemüse. Daher werden nahezu alle pflanzlichen Arzneimittel aus ihnen hergestellt – Kopfsalattabletten wird es deshalb wohl nie geben!

# QUIZ ZUM REINKOMMEN

Wildpflanzen enthalten drei- bis viermal so viele sekundäre Pflanzenstoffe wie Zuchtpflanzen.

☐ richtig ☐ falsch

Heilsame Inhaltsstoffe können in Blättern, Blüten, Rinden und Wurzeln stecken, in Samen aber sind sie noch nicht ausreichend entwickelt.

☐ richtig ☐ falsch

Auf öffentlichem Grund und Boden darfst du kleine Mengen Wildpflanzen sammeln, ohne vorher jemanden um Erlaubnis zu fragen.

☐ richtig ☐ falsch

Pflanzen sollte man vor dem Trocknen und gleich nach der Ernte waschen und klein schneiden.

☐ richtig ☐ falsch

Produkte aus frischen Pflanzen sind in der Regel gehaltvoller und heilkräftiger als solche aus getrockneten Pflanzen.

☐ richtig ☐ falsch

Warum wird für Heilpflanzen der Begriff „Drogen“ verwendet?

☐ weil viele Heilpflanzen psychoaktiv wirken

☐ weil Heilpflanzen früher nur durch Trocknung haltbar gemacht wurden – das alte Wort „droog“ bedeutet „trocken“

☐ weil Heilpflanzentees auch in Drogerien verkauft werden

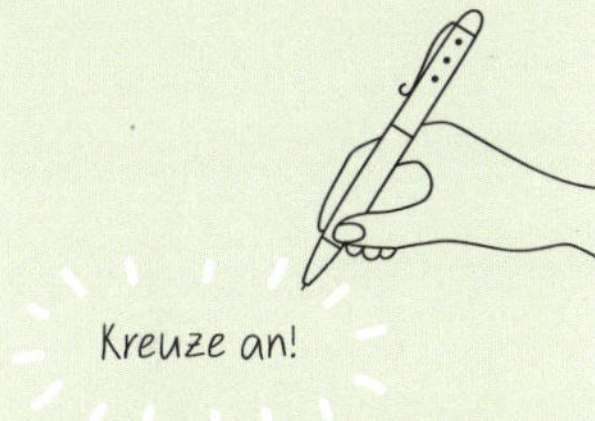


Gegen Blähungen hilft:

☐ Weißdorn

☐ Fenchel

☐ Frauenmantel

Die Haut verwöhnt:

☐ Ringelblume

☐ Frauenmantel

☐ Löwenzahn

Die Lösung findest du hier:

# Powerstoff 1: Ätherische Öle

**Ätherische Öle sind die Duftstoffe der Pflanzen. Sie schützen sie vor Hitze, Krankheiten und Schädlingen und sollen die bestäubenden Insekten anlocken. Pflanzen produzieren sie vor allem um die Mittagszeit. Ihre Heilwirkung ist sehr vielfältig: Sie können keimhemmend, krampflösend, beruhigend oder schleimlösend sein.**

Viele ätherische Öle enthalten zum Beispiel Kamille, Pfefferminze oder Thymian.

Ob eine Pflanze viele ätherische Öle enthält, kannst du leicht feststellen, indem du ein Blatt oder eine Blüte zerreibst und daran riechst. Du wirst dann einen intensiven Duft wahrnehmen. Ätherische Öle selbst sind nicht fettend, hinterlassen also keine Fettflecken auf Papier, sondern sie verdunsten in der Luft.
Das Gute ist: Diese heilsamen Pflanzeninhaltsstoffe sind sehr gut öllöslich, weshalb du sie wunderbar in Salben und Cremes verarbeiten kannst. Sie werden in der Regel durch Wasserdampfdestillation aus duftenden Pflanzenteilen (Blättern, Blüten, Wurzeln, Zweigen) gewonnen. Manche ätherischen Öle werden auch durch Kaltpressung (zum Beispiel von Zitrusfrüchten) oder durch Extraktion mit Lösemitteln (zum Beispiel Jasmin) aus den Pflanzenzellen geholt.

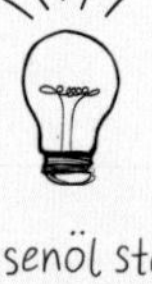

In 1 g Melissenöl stecken beispielsweise 7 kg Melissenblätter, in 1 g Rosenöl 5 kg Rosenblüten und in 1 g Lavendelöl etwa 150 g Lavendelblüten!

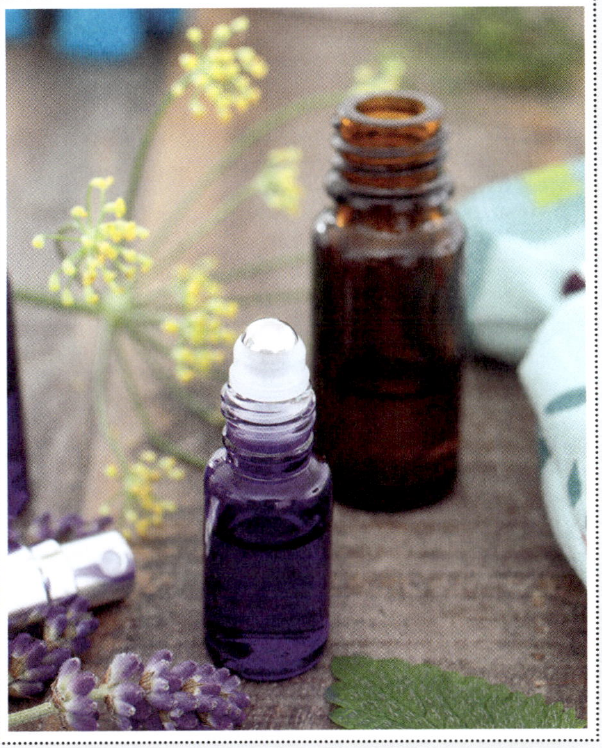

## Wozu das Ganze?

In einem ätherischen Öl sind die Pflanzenwirkstoffe konzentriert vorhanden, und das kannst du nutzen, um die Wirksamkeit eines Heilöls oder einer Salbe zu verstärken.

Ätherische Öle gelangen über Talgdrüsen und Poren sehr gut durch die Haut und können dann über Lymphbahnen und Blutkreislauf ihre heilsame Wirkung im Körper entfalten. Sie wirken aber auch über ihren Duft, der über die Nase direkt in das limbische System gelangt. Dieser Bereich ist für unsere Emotionen zuständig, weshalb ätherische Öle ausgleichend, entspannend, beruhigend oder auch anregend wirken können.

Ganz nebenbei: Ätherische Öle verlängern die Haltbarkeit deines Heilöls oder deiner Salbe.

## Die Dosierung macht's

Ätherische Öle sind hochkonzentriert – daher solltest du nur wenige Tropfen davon verwenden. Ein Tropfen entspricht nur 0,04 bis 0,05 g! Normalerweise setzt man ätherische Öle den fetten Ölen in einem Anteil von 1–2 % zu. Wenn du dein Öl oder deine Salbe für kleine Kinder oder Schwangere verwenden willst, dann nutze sogar nur 0,5 %!
Hier eine Tabelle, mit der du das Verdünnungsverhältnis bestimmen kannst:

Diese Tabelle liest sich so: Bei einer 1%igen Mischung kommt auf 100 ml Basisöl (zum Beispiel Oliven- oder Mandelöl) 1 ml ätherisches Öl. Das entspricht etwa 20 Tropfen.

Verdünnungstabelle für ätherische Öle

| | 10 ml Basisöl | 50 ml Basisöl | 100 ml Basisöl |
|---|---|---|---|
| 0,5 % | 1 Tropfen | 5 Tropfen | 10 Tropfen (0,5 ml) |
| 1 % | 2 Tropfen | 10 Tropfen (0,5 ml) | 20 Tropfen (1 ml) |
| 2 % | 4 Tropfen | 20 Tropfen (1 ml) | 40 Tropfen (2 ml) |
| 3 % | 6 Tropfen | 30 Tropfen (1,5 ml) | 60 Tropfen (3 ml) |
| 4 % | 8 Tropfen | 40 Tropfen (2 ml) | 80 Tropfen (4 ml) |

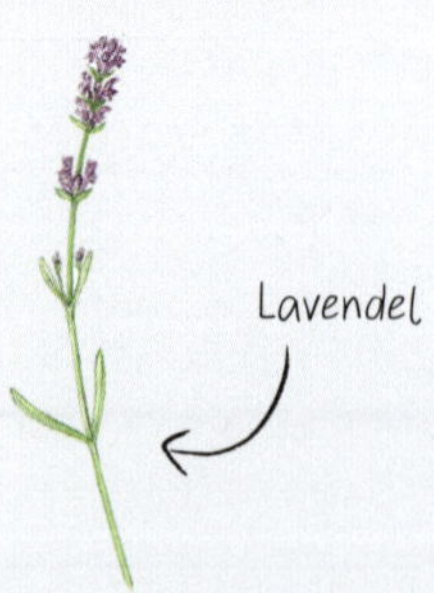

## Welches ätherische Öl ist das richtige für dich?

Ein ätherisches Öl kann verschieden wirken: Lavendelöl beispielsweise kannst du in einem schlaffördernden Massageöl, in einem entspannenden Vollbad, in einer entzündungshemmenden Wundsalbe oder aber in einem insektenabwehrenden Öl verarbeiten. Auf der nächsten Doppelseite findest du eine kleine Übersicht über die Wirkweisen der wichtigsten Öle, die du in deine Hausapotheke aufnehmen kannst.

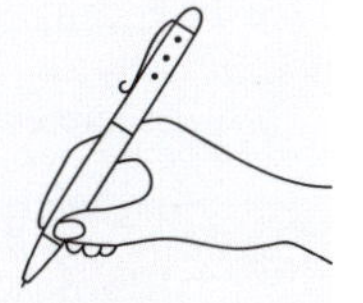

Das will ich mal ausprobieren …

Salbe mit: ______________________

______________________

______________________

______________________

Körperöl mit: ______________________

______________________

______________________

______________________

Aromaroller mit: ______________________

______________________

______________________

______________________

Badezusatz mit: ______________________

______________________

______________________

______________________

**Hier findest du Grundrezepte für**


- **Öle → Seite 80**
- **Badezusatz → Seite 87**
- **Salben → Seite 90**
- **Aromaroller → Seite 103**

| | Cajeputöl | Kamillenöl blau | Lavendelöl fein oder extra | Pfefferminzöl |
|---|---|---|---|---|
| angstlösend | | | X | |
| antibakteriell | X | X | X | X |
| antimykotisch | X | | X | |
| antiviral | X | X | | X |
| aphrodisierend | | | | |
| belebend | | | | X |
| beruhigend | | X | X | |
| desinfizierend | | | | |
| durchblutungsfördernd | | | | X |
| entspannend | | | X | |
| entzündungshemmend | X | X | X | X |
| erfrischend | | | | X |
| harntreibend | | | | |
| hautpflegend | | X | | |
| immunsystemstärkend | X | | | |
| insektenabwehrend | | | X | |
| konzentrationsfördernd | | | | X |
| Krampfadern pflegend | | | | |
| krampflösend | | X | X | X |
| kreislaufanregend | | | | |
| kühlend | | | | X |
| menstruationsfördernd | | | | |
| schlaffördernd | | | X | |
| schleimlösend | X | | | |
| schmerzlindernd | X | | X | X |
| stimmungsaufhellend | | | X | |
| wundheilend | | X | X | |

| Rosmarinöl | Rosenöl | Teebaumöl | Zitronenöl |
|---|---|---|---|
| | X | | |
| X | X | X | X |
| | | X | X |
| | | X | |
| | X | | |
| X | | | |
| | X | | |
| | | | |
| X | | | |
| | X | | |
| X | X | X | |
| | | | X |
| | | | |
| | X | | |
| | | X | X |
| | | X | |
| X | | | X |
| | | | X |
| X | X | | |
| X | | | |
| | | | |
| X | | | |
| | | | |
| X | | X | |
| X | | | |
| | X | | X |
| | X | | |

Achtung: Schwangere dürfen Rosmarinöl und Pfefferminzöl nur in Verdünnungen unter 1 % verwenden!

# Powerstoff 2: Bitterstoffe

**Bitterstoffe schmecken, wie der Name schon sagt, bitter. In der Pflanze sollen sie meistens einfach nur verhindern, dass Tiere sich damit den Bauch vollschlagen. Pflanzen produzieren Bitterstoffe überwiegend nachmittags. Bei uns Menschen fördern sie die Verdauung – sie wirken appetitanregend, verdauungsfördernd, gallefunktionsfördernd und stoffwechselanregend.**

Typische Bitterstoffpflanzen mit hohen Bitterwerten sind Wermut und Enzian. Schwach bitter sind zum Beispiel Wegwarte und Löwenzahn.

Wenn du ein Blatt einer Bitterstoffpflanze (zum Beispiel Wermut) zerkaust, wirst du merken, wo auf deiner Zunge die meisten Bitterrezeptoren sitzen (Spoiler: hinten am Zungengrund!). Du wirst auch sofort spüren, wie dein Speichelfluss zunimmt.

Studien haben übrigens ergeben, dass 45 g Bitterschokolade pro Tag gegen mentale Erschöpfung helfen und die Leistungsfähigkeit des Gehirns verbessern. Bei allen Studienteilnehmern ging die regelmäßige Einnahme nicht mit einer Gewichtszunahme einher.

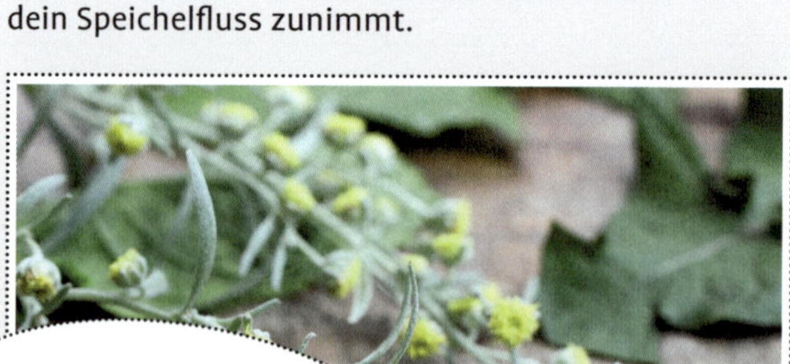

Die Bitterstoffpflanzen Wermut und Löwenzahn werden gerne in Tees bei Verdauungsbeschwerden eingesetzt.

# REZEPT: MAGEN- UND VERDAUUNGSTEE

DU BRAUCHST:

10 g getrocknete Schafgarbenblüten
10 g getrocknete Löwenzahnwurzeln
10 g getrocknete Kümmelfrüchte
10 g getrocknete Pfefferminzblätter
5 g getrocknete Kamillenblüten
5 g getrocknetes Wermutkraut

## So wird's gemacht:

→ Einfach 2 TL von diesem Gemisch mit 200 ml Wasser übergießen und 5–6 Minuten ziehen lassen.

→ Bei Verdauungsbeschwerden (wie Krämpfen, Blähungen oder Völlegefühl) mehrmals täglich 1 Tasse trinken.

Geschmack: ☆ ☆ ☆ ☆ ☆

Wirkung: ☆ ☆ ☆ ☆ ☆

Diese anderen Inhaltsstoffe würde ich gerne ausprobieren:______________________________

______________________________

______________________________

______________________________

______________________________

Der Tee hat mit Löwenzahn, Schafgarbe und Wermut gleich drei Bestandteile, die Bitterstoffe reinbringen! Die anderen Zutaten wirken krampflösend und blähungstreibend. Süßen vermindert übrigens die Wirksamkeit.

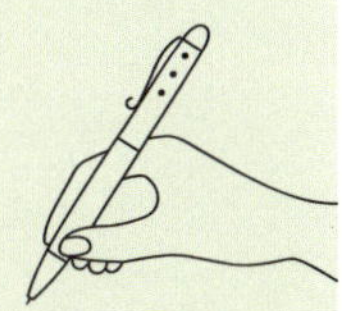

Probiere das Rezept aus und wandle es nach Belieben ab!

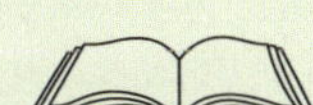

**Tipps zum Teemischen findest du ab Seite 66.**

# Powerstoff 3: Gerbstoffe

**Gerbstoffe sollen den Insekten den Appetit verderben. Deshalb enthalten Pflanzen im Sommer, wenn viele Fressfeinde unterwegs sind, besonders viele davon. In der Heilkunde werden Gerbstoffe oft bei Durchfall und zum Gurgeln im Mund- und Rachenraum eingesetzt.**

Typische Vertreter sind Blutwurz, Brombeerblätter und Frauenmantel.

Gerbstoffe wirken zusammenziehend, schleimhautabdichtend, stopfend, keimhemmend und blutstillend. Wenn du sie einmal spüren möchtest, dann lass deinen Schwarztee 10 Minuten ziehen und behalte einen Schluck davon einige Zeit im Mund. In deinem Mund zieht sich alles zusammen und es entsteht ein „pelziges“ Gefühl.

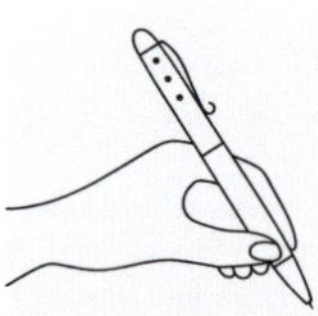

Kreuze an!

Probier mal – was davon hat wohl viele Gerbstoffe?

- ☐ schwarzer Tee
- ☐ Möhren
- ☐ Kamillentee
- ☐ Brombeerblatt
- ☐ Walnussblatt
- ☐ Kopfsalat
- ☐ Aroniabeere
- ☐ Eichenblatt
- ☐ Schlehenfrucht
- ☐ Erdbeere

Die Lösung findest du hier:

# Powerstoff 4: Schleimstoffe

**Schleimstoffe haben die Fähigkeit aufzuquellen und dadurch eine reiz- und entzündungslindernde Wirkung. In der Pflanze sind sie vor allem bei der Keimung der Samen nötig, aber auch um Wasser einzulagern.**

Wichtige Schleimstoffpflanzen sind Malve, Spitzwegerich, Königskerze und Leinsamen.

In der Heilkunde nutzt man vor allem ihre hustenreizlindernde, entzündungshemmende und schleimhautschützende Wirkung.

Probier mal:

Nimm 2 EL Leinsamen und übergieße sie mit 200 ml lauwarmem Wasser. Lass die Samen ca. 30 Minuten quellen und gieße die Flüssigkeit anschließend durch ein Sieb. Trinke sie nun in kleinen Schlucken und spüre die Schleimwirkung im Mund- und Rachenraum.

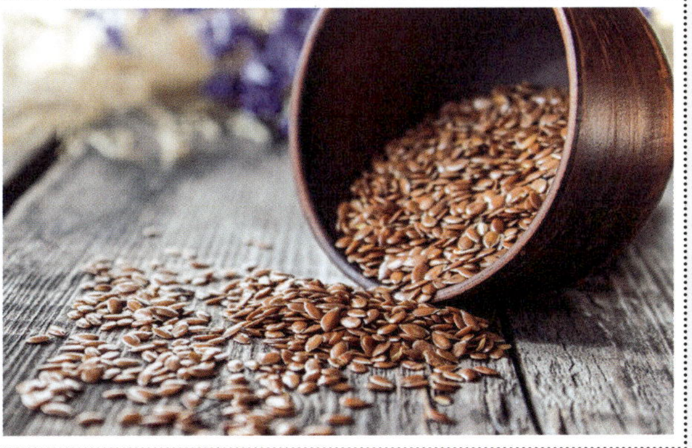

# Powerstoff 5: Flavonoide

**Flavonoide sind gelblich orange Pflanzenfarbstoffe. Sie dienen Pflanzen unter anderem als Sonnenschutz, sorgen also dafür, dass die Pflanzen nicht „verbrennen". Deshalb sind sie vor allem nachmittags bei hoher UV-Einstrahlung vorhanden.**

Pflanzen mit vielen Flavonoiden sind Goldrute, Holunder, Kamille und Ringelblume.

Im menschlichen Körper wirken sie sehr vielfältig – schließlich gibt es über 6500 verschiedene Flavonoide –, zum Beispiel entzündungshemmend, zellschützend, entwässernd, herzstärkend, wundheilend oder schweißtreibend.

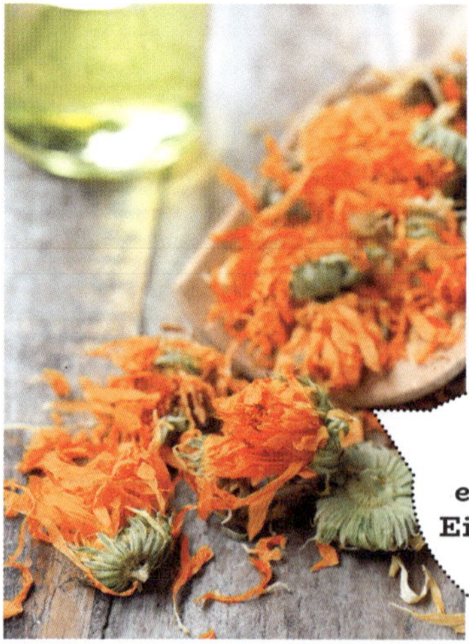

Vielleicht hast du Lust, gleich mal ein Salbenrezept mit der flavonoidreichen Ringelblume auszuprobieren? Auf der nächsten Seite findest du ein ganz einfaches, das ganz ohne Bienenwachs auskommt.

**Ringelblume hat wundheilende und entzündungshemmende Eigenschaften – super bei kleinen Wunden und rissiger Haut.**

# REZEPT: RINGELBLUMENSALBE

## So wird's gemacht:

- Butter oder Kokosöl im Topf schmelzen lassen, die Ringelblumenblüten klein schneiden und dazugeben.
- Bei niedriger Temperatur (maximal 55 °C) ca. 20 Minuten ziehen lassen und beständig rühren.
- Abfiltern und kühl stellen.

So fühlt sich mein Ergebnis an: ☆ ☆ ☆ ☆ ☆
Wirkung: ☆ ☆ ☆ ☆ ☆

Die Ringelblume kannst du in dem Rezept einfach durch andere Heilpflanzen ersetzen. Auf gleiche Weise kannst du übrigens auch aromatisierte Butter zum Essen herstellen, zum Beispiel mit würzigen Kräutern (Rosmarin, Salbei, Thymian). Welche Zutaten willst du ausprobieren? Hier ein bisschen Platz für deine Ideen:

**DU BRAUCHST:**
50 g Bio-Butter oder Kokosöl
10 g frische Ringelblumenblüten

Kokosöl hat den Vorteil, dass es wesentlich länger haltbar ist als Butter und außerdem angenehmer riecht und sich auf der Haut besser anfühlt.

Im Kühlschrank hält sich die Salbe 4–5 Tage. Falls du Kokosöl verwendet hast, hält sich die Salbe 1 Jahr.

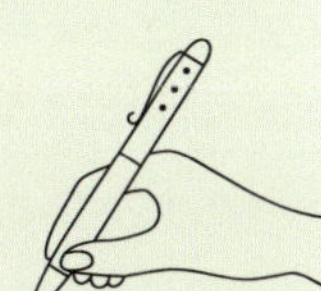

# Powerstoff 6: Saponine

Die Früchte der Rosskastanie oder die Blätter von Efeu enthalten viele Saponine. Deshalb werden sie manchmal auch als Naturwaschmittel eingesetzt.

**Saponine ergeben in Verbindung mit Wasser wie Seife einen Schaum. Da sie ganz unterschiedliche chemische Strukturen aufweisen, können ihre Wirkungen sehr vielfältig sein: gefäßabdichtend, entzündungshemmend, schleimlösend, harntreibend oder ödemhemmend.**

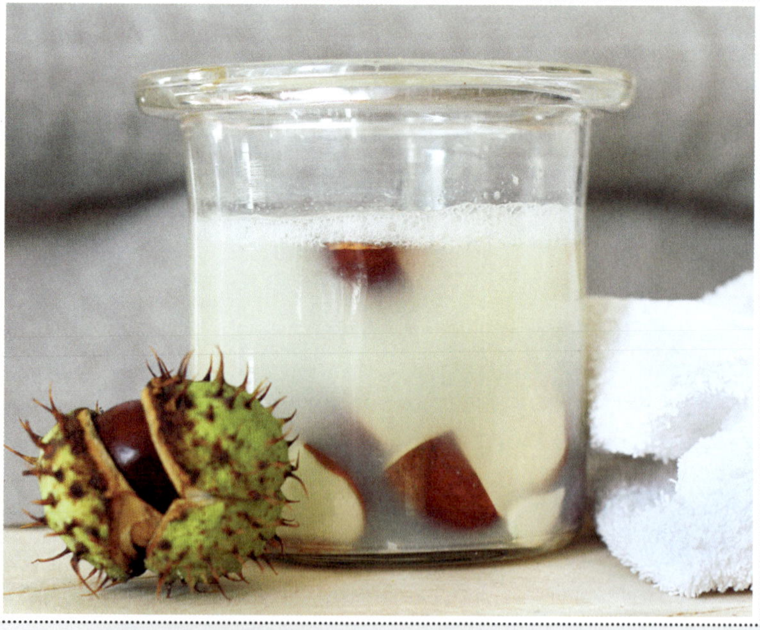

Pflanzen mit hohem Saponingehalt wie Efeu können bei falscher Dosierung Übelkeit und Schleimhautreizungen hervorrufen. Die mit niedrigem Saponingehalt wie Gänseblümchen, Königskerze oder Birkenblätter können problemlos eingenommen werden.

Raus in die Natur!

Erinnerst du dich noch? Als du im ungeliebten Sonntagsspaziergang endlich einen Sinn gesehen hast und mit den Taschen voller Kastanien nach Hause gekommen bist? Also raus in die Natur und Kastanien sammeln! – Und nach der Rückkehr?

Bist du noch gestresst?

Ja!

Dann bastle was Schönes mit deinen Funden! Das wird dich garantiert aus deinem Alltagstrott holen.

Nein

Wie wär's, wenn du mal selbst ein Waschmittel aus deinen Kastanien herstellst und ausprobierst? Eine Anleitung gibt's hier.

# Powerstoff 7: Senföle

## Senföle schmecken deutlich scharf und wehren in der Pflanze Fressfeinde ab.

Pflanzen mit hohem Anteil an Senfölen sind Kapuzinerkresse oder Meerrettich.

In der Ernährung und in der Heilkunde wirken sie verdauungsanregend, antibakteriell und immunsteigernd und sind damit vor allem hilfreich bei Infektionen der Harnwege und bei Erkältungskrankheiten.

**Die Blüten und Blätter der Kapuzinerkresse machen sich prima in und auf Salaten, besonders scharf sind aber die grünen weichen Samen. Wo könntest du Kapuzinerkresse noch dazupacken? Hier ist Kreativität in der Küche gefragt!**

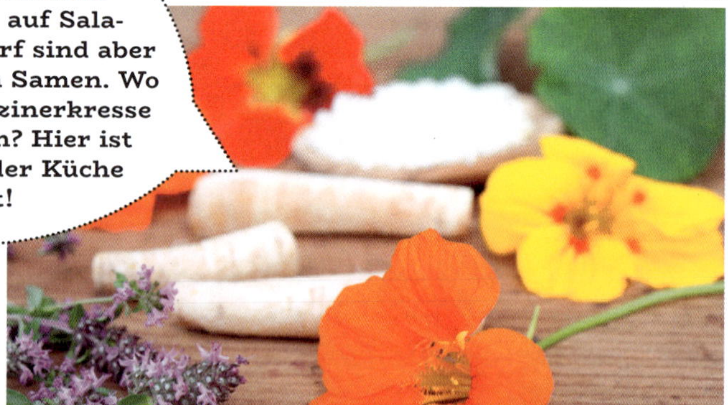

# BEREIT FÜR EINE SENFÖL-CHALLENGE?

| | Meine Rezeptidee mit … |
| --- | --- |
| Montag | Meerrettich: ____________ |
| Dienstag | Rosenkohl: ____________ |
| Mittwoch | Radieschen oder Rettich: ____________ |
| Donnerstag | Rucola: ____________ |
| Freitag | Kapuzinerkresse: ____________ |
| Samstag | Brokkoli: ____________ |
| Sonntag | Senf: ____________ |

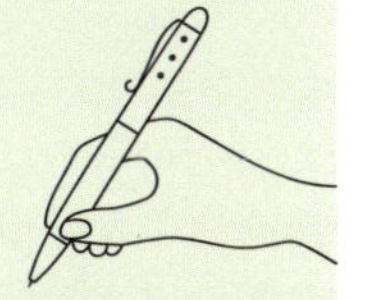

Finde für jeden Tag der nächsten Woche ein Rezept mit Senfölkomponente – es müssen ja nicht immer gleich aufwendige Rinderrouladen mit Senf in der Füllung sein, zum Lunch reicht vielleicht auch ne Stulle mit Radieschen oder Gartenkresse drauf!

# Was du brauchst und was dir hilft

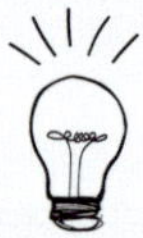

In dieser Übersicht findest du vor allem Pflanzen, die hier im Buch beschrieben sind.

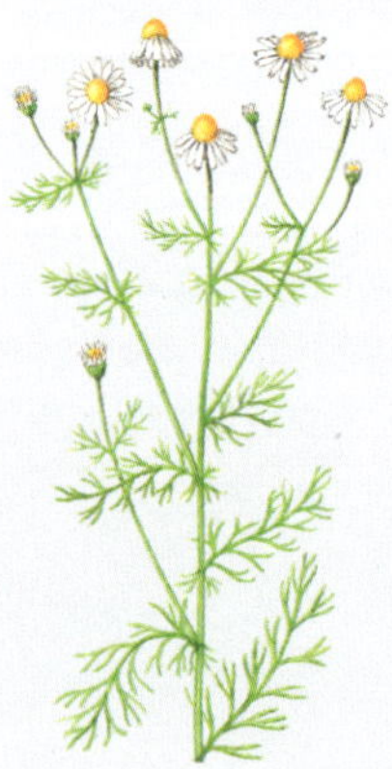

Kamille

**Damit du fit für Level 2 bist, wo es ans Sammeln und Verarbeiten geht, solltest du schon mal grob wissen, was du suchen willst. In den Rezepten in diesem Guide nenne ich dir einige für den Anfang super geeignete Heilpflanzen. Hier findest du weitere Anwendungsmöglichkeiten, wie du die im Buch beschriebenen Pflanzen einsetzen kannst:**

**Appetitlosigkeit:** Dost, Engelwurz, Fenchel, Hopfen, Ingwer, Knoblauch, Kümmel, Löwenzahn, Pfefferminze, Schafgarbe, Thymian, Wegwarte, Wermut

**Atemwegserkrankungen:** Engelwurz, Dost, Fenchel, Fichte, Gänseblümchen, Gundermann, Holunder, Linde, Kamille, Kapuzinerkresse, Königskerze, Malve, Salbei, Spitzwegerich, Thymian

**Bauchkrämpfe**
→ krampfartige Magen-Darm-Beschwerden

**Blähungen:** Dost, Engelwurz, Fenchel, Hopfen, Ingwer, Kamille, Kümmel, Lavendel, Melisse, Löwenzahn, Pfefferminze, Schafgarbe, Thymian, Wermut

**Blutdruck, niedriger:** Rosmarin

**Blutfettwerte, erhöhte:** Knoblauch

**Bluthochdruck:** Knoblauch, Weißdorn

**Durchfall:** Blutwurz, Flohsamen, Frauenmantel, Gänsefingerkraut, Gundermann, Leinsamen

**Einschlafprobleme** → Schlafstörungen

**Entzündungen der Mund- und Rachenschleimhaut** (äußerliche Anwendung: Gurgeln): Blutwurz, Frauenmantel, Gänsefingerkraut, Gundermann, Kamille, Malve, Ringelblume, Salbei, Spitzwegerich, Thymian, Walnuss

**Erkältung:** Fichte, Holunder, Ingwer, Kapuzinerkresse, Knoblauch, Linde, Mädesüß, Sonnenhut, Thymian, Weide

**Fieber:** Holunder, Linde, Mädesüß, Mutterkraut, Weide

**Gallenbeschwerden:** Ingwer, Löwenzahn, Pfefferminze, Rosmarin, Schafgarbe, Wermut

**Halsschmerzen** → Entzündungen der Mund- und Rachenschleimhaut; Atemwegserkrankungen

**Harnwegsinfekt:** Birke, Brennnessel, Giersch, Löwenzahn, Kapuzinerkresse

**Hautentzündung:** Blutwurz (äußerlich), Brennnessel, Gänseblümchen, Kamille (äußerlich), Löwenzahn, Ringelblume (äußerlich), Walnuss (äußerlich)

**Hautverletzungen** → Wunden

**Herzbeschwerden, funktionelle:** Baldrian, Lavendel, Melisse, Weißdorn

**Husten, verschleimter:** Dost, Engelwurz, Fenchel, Fichte, Gundermann, Gänseblümchen, Holunder, Königskerze, Thymian

**Insektenstich** (äußerliche Anwendung): Gänseblümchen, Gundermann, Spitzwegerich

**Konzentrationsprobleme:** Pfefferminze, Rosmarin

**Kopfschmerzen:** Mädesüß, Mutterkraut, Pfefferminze (äußerlich), Weide

**krampfartige Magen-Darm-Beschwerden (Bauchkrämpfe):** Fenchel, Gänsefingerkraut, Kamille, Kümmel, Melisse, Pfefferminze, Schafgarbe, Thymian

**leichte Verbrennungen** (äußerliche Anwendung): Lavendel

**Lippenherpes** (äußerliche Anwendung): Melisse, Salbei, Purpur-Sonnenhut

**Magen-Darm-Beschwerden** → krampfartige Magen-Darm-Beschwerden; Verdauungsbeschwerden

**Magenkrämpfe** → krampfartige Magen-Darm-Beschwerden

**Menstruationsbeschwerden:** Frauenmantel, Gänsefingerkraut, Kamille, Mutterkraut, Schafgarbe

**Migräne:** Mutterkraut

**Müdigkeit:** Pfefferminze, Rosmarin

**Muskelschmerzen** (äußerliche Anwendung): Fichte, Johanniskraut, Rosmarin

**Nasennebenhöhlenentzündung:** Holunder, Kamille, Kapuzinerkresse, Thymian

**Nervosität/nervöse Unruhe** → Unruhe

**Prellung** → Verstauchung

**Reizblase:** Hopfen, Johanniskraut

**Reizhusten:** Linde, Königskerze, Malve, Spitzwegerich

**Reizmagen:** Engelwurz, Hopfen, Kamille, Lavendel, Melisse, Pfefferminze

**rheumatische Beschwerden:** Birke, Brennnessel, Fichte (äußerlich), Giersch, Ingwer, Löwenzahn, Mädesüß, Rosmarin (äußerlich), Weide

**rissige Haut** (äußerliche Anwendung): Kamille, Ringelblume, Schafgarbe

**Schlafstörungen:** Baldrian, Hopfen, Lavendel, Linde, Melisse

**Schmerzen:** Mädesüß, Weide

**Stimmungstiefs:** Johanniskraut, Lavendel, Melisse

**Übelkeit:** Ingwer, Pfefferminze

**Unruhe:** Baldrian, Hopfen, Johanniskraut, Lavendel, Melisse

**Verdauungsbeschwerden:** Dost, Engelwurz, Fenchel, Hopfen, Ingwer, Kümmel, Löwenzahn, Rosmarin, Salbei, Schafgarbe, Thymian, Wermut

**Verstauchung** (äußerliche Anwendung): Arnika (darf nicht gesammelt werden!), Beinwell, Johanniskraut, Pfefferminze

**Wunden** (äußerliche Anwendung): Blutwurz, Johanniskraut, Kamille, Ringelblume, Schafgarbe, Purpur-Sonnenhut, Spitzwegerich

**Wann diese Pflanzen jeweils sammel- bzw. erntereif sind, zeige ich dir auf den Seiten 48–57.**

# CHECK DEINE HAUSAPOTHEKE!

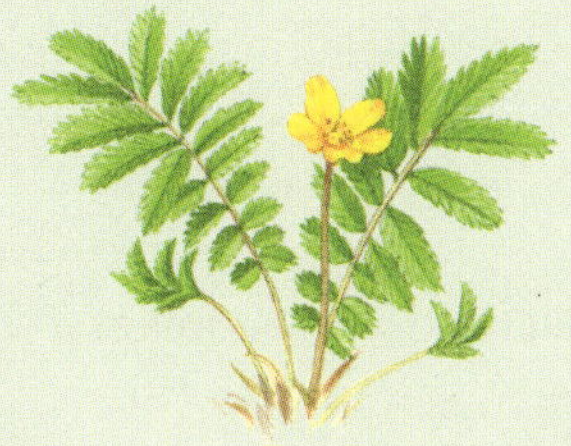

**Schau mal in deiner Medikamentenkiste nach: Viele Fertigarzneimittel haben schon eine natürliche Basis, zum Beispiel Lutschtabletten mit Pflanzenschleimen oder Durchfallmedikamente mit gerbstoffhaltigen Pflanzen. Welche natürlichen Inhaltsstoffe findest du?**

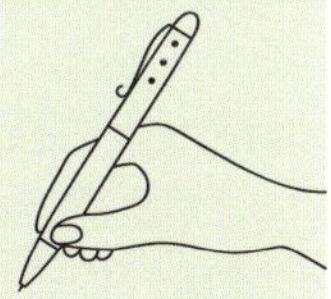

| Medikamente | enthaltene natürliche Inhaltsstoffe | Tipps zum Selberherstellen |
|---|---|---|
| gegen Husten und Halsweh | | → ab Seite 108 |
| gegen Durchfall | | → ab Seite 126 |
| gegen Kopfschmerzen | | → ab Seite 102 |
| bei Muskel- und Gelenksbeschwerden | | → ab Seite 114 |
| bei Hautproblemen | | → ab Seite 118 |

LEVEL 2

# SAMMELN & verarbeiten

Jetzt, wo du weißt, was diese kleinen Wunderwerke in sich haben, geht's ans Eingemachte. In Level 2 gibt's alles Wichtige rund ums Sammeln, Kaufen, Selbstanbauen, Trocknen und Aufbewahren. Außerdem stelle ich dir die Grundrezepte für all das vor, was du mit deiner Beute so anstellen kannst: für Teemischungen, Tinkturen, Öle, Salben, Cremes, Badezusätze, Räucherwerke und Smoothies.
Einige der beliebtesten und mächtigsten Heilpflanzen lernst du schon etwas genauer kennen.

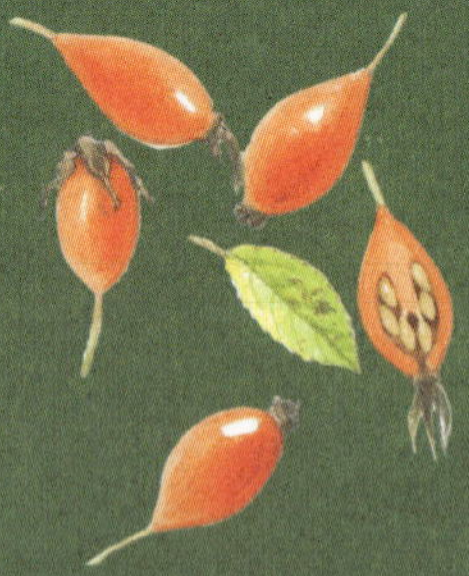

Kreuze die Kästchen an, wenn du das Thema gelesen hast...

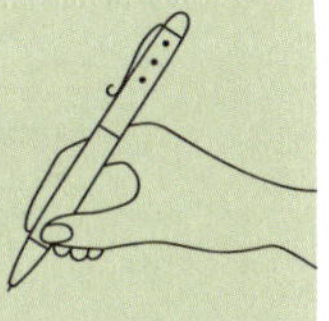

# Kaufen oder selbst sammeln?

Frischer geht's nicht!

**Diese Heilpflanzen dürfen nicht gesammelt werden, weil sie geschützt sind:**

- Arnika
- Bärentraube
- Enzian
- Schlüsselblume
- Sonnentau
- Tausendgüldenkraut

Für diese Pflanzen heißt es also: entweder kaufen oder selber anbauen.

**Wozu solltest du etwas kaufen, das es gratis auf der Wiese um die Ecke gibt? In der freien Natur darfst du Wildpflanzen für den eigenen Gebrauch beinahe überall sammeln, solange es nur ein großer Handstrauß oder ein Körbchen voll bleibt.**

Am schönsten ist es, in der freien Natur zu „jagen", weit weg von Lärm und Trubel – dann kommst du garantiert eine Spur erholter wieder nach Hause. Nur in Naturschutzgebieten darfst du nicht sammeln. Generell solltest du natürlich immer genügend Pflanzen stehen lassen, damit der Fortbestand gesichert ist. Das gilt vor allem, wenn du Wurzeln erntest. Und nimm bitte nur so viel mit nach Hause, wie du auch verarbeiten kannst. Die Gefahr, dass du dem „Sammelfieber" verfällst, ist nämlich groß!
Frische Pflanzen eignen sich für alles: Tees, Tinkturen, Cremes … Wenn sie erntefrisch verarbeitet werden, erleiden sie keine nennenswerten Wirkstoffverluste, wie sie durch Trocknung und Lagerung unvermeidlich wären. Produkte aus frischen Pflanzen sind deshalb in der Regel gehaltvoller und heilkräftiger als solche aus getrockneten Pflanzen. Bei Auszügen gehen die Wirkstoffe durch die weichen Zellwände der Frisch-

pflanzen noch dazu wesentlich besser und schneller in die Extraktionsflüssigkeit (Wasser, Alkohol, Essig oder Öl) über.

## Tipps fürs Sammeln

- → Halte Abstand zu stark befahrenen Straßen, gespritzten Feldern und Bahndämmen. Und noch ein ganz bestimmtes „Örtchen" solltest du meiden: die klassischen Gassi-Wege oder auch Viehweiden.
- → Sammle nur reife, gesunde und saubere Pflanzenteile.
- → Ernte behutsam, also ohne Drücken und Quetschen.
- → Lege die Pflanzen nach Arten getrennt in den Korb. So sparst du dir später viel Sortierarbeit.

Einige Heilpflanzen können an den Verletzungsstellen durch enzymatische Prozesse im Nu wertvolle Wirkstoffe verlieren. Das ist übrigens auch der Grund, weshalb du frische Pflanzen möglichst schnell nach der Ernte verarbeiten solltest.

Heilpflanzen sollen uns gesund machen. Darum müssen sie so unbelastet wie möglich sein. Abgase und chemische Spritzmittel haben dabei nichts zu suchen.

Bei einigen Pflanzen gehen beim Trocknen wichtige Wirkstoffe verloren. Unbedingt frisch verarbeiten solltest du deshalb:

- Bärlauch
- Hirtentäschel
- Kapuzinerkresse
- Purpur-Sonnenhut
- Johanniskraut

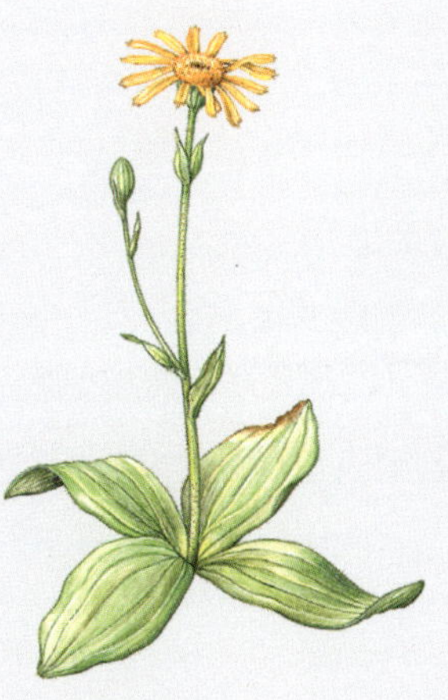

Arnika

## Checkliste für die Sammeltour

- lange Kleidung zum Schutz vor Zecken und Stechmücken anziehen
- vorab eine Route austüfteln, um möglichst viele deiner Lieblingsspots abzugrasen
- Korb mitnehmen und darin:
  - Schere oder Messer zum Ernten oberirdischer Pflanzenteile
  - Wurzelstecher für Wurzeln
  - Handschuhe für stachelige Pflanzen
  - ein gutes Bestimmungsbuch oder eine Pflanzenbestimm-App, um Verwechslungen zu vermeiden

Ein leicht bewölkter Tag, an dem es nicht so heiß ist, wäre ideal.

**TIPP**

Zieh am besten von unten die Socken über die Hose – dann haben Zecken eigentlich keine Chance. Trotzdem: Nach der Sammeltour solltest du deinen Körper gründlich absuchen und die unliebsamen Plagegeister sofort entfernen. Wenn du schnell bist, haben sie ihre Fressstelle vielleicht noch nicht gefunden.

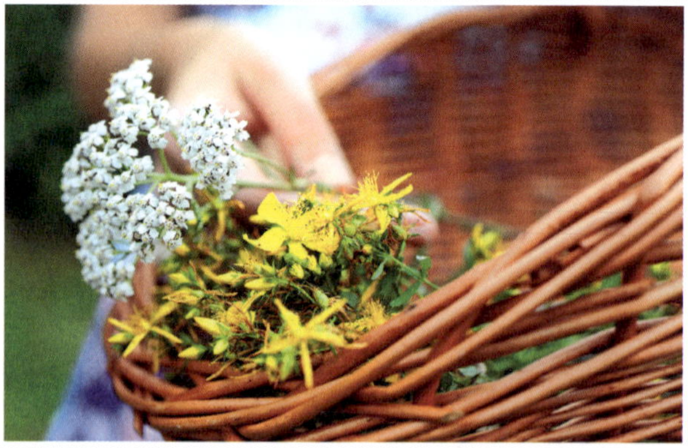

Am besten geeignet sind luftige Körbchen, die nur locker bepackt werden, damit die Kräuter keine Druckstellen bekommen. Plastiktüten kommen nicht infrage – darin beginnen die Kräuter zu schwitzen und sich zu zersetzen.

# ORGANISIERE EINE HEIL-PFLANZENSAMMELTOUR

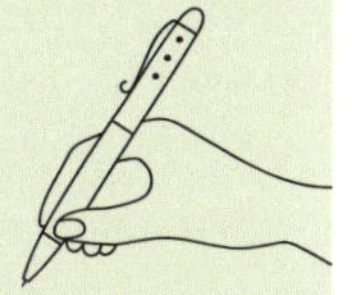

Tag:

Uhrzeit:

Einladen will ich:

Folgende Tour will ich gehen:

Sammeln will ich:

Zubereiten wollen wir anschließend gemeinsam:

Dafür muss ich noch besorgen:

diese Seite
als Download:

Check die passenden Ernte-zeitpunkte deiner Wunsch-heilpflanzen (→ Seite 48–57)! Wenn der geplante Tag oder die Uhrzeit nicht ideal ist, passe sie an.

Hake ab!

Einpacken muss ich:

- [ ] Bestimmungs-buch/-App
- [ ] Korb
- [ ] Messer
- [ ] Schere
- [ ] Wurzelstecher
- [ ] Handschuhe

## Pflanzen bestimmen

TIPP

Vielleicht wird bei dir in der Nähe sogar ab und zu eine geführte Heilpflanzensammeltour angeboten? Zum Reinkommen ist das eine prima Sache – und ganz nebenbei lernst du ein paar interessante Spots in deiner direkten Umgebung kennen.

Bevor du das Messerchen zückst, solltest du sichergehen, dass vor dir auch das sprießt, was du suchst – nicht, dass sich dein Korb mit lauter False Friends füllt und du am Ende vieles davon entsorgen musst (oder noch schlimmer: etwas zu dir nimmst, das dir nicht guttut). Zieh besonders am Anfang also immer ein, zwei Bestimm-Apps oder Bestimmungsbücher oder – noch besser – Menschen, die sich auskennen, zu Rate! Prüfe das Aussehen von Stängel, Blättern und Blüten nach Form und Farbe. Wenn du dir bei etwas nicht sicher bist, verzichte vorsichtshalber auf die Verarbeitung!
Jede Pflanzenart hat charakteristische Merkmale, an denen du sie gut erkennen kannst. Diese typischen Kennzeichen findest du vor allem an Blättern und Blüten. Achte in den Bestimmungsbüchern und -apps auf die Beschreibung dieser Besonderheiten.

## Blattformen

Die Formen der Blätter können sehr vielgestaltig sein: länglich, oval, gefiedert ... Es gibt zum Beispiel glatte, gekerbte oder gesägte Blattränder und auch die Blattbehaarung kann zur Bestimmung nützlich sein.

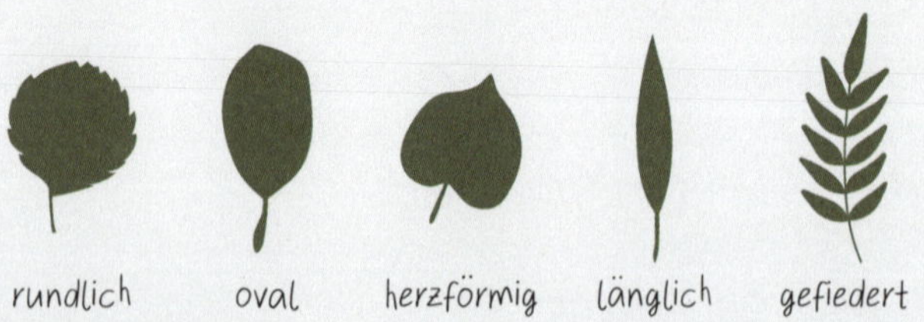

## Blüten

Ebenfalls wichtige Kennzeichen liefern die Blüten. Manche Pflanzen haben einzelne Blüten, aber oft sind auch mehrere Blüten zu einem charakteristischen Blütenstand vereinigt. Dann spricht man je nach Form zum Beispiel von Dolden, Rispen oder Ähren.

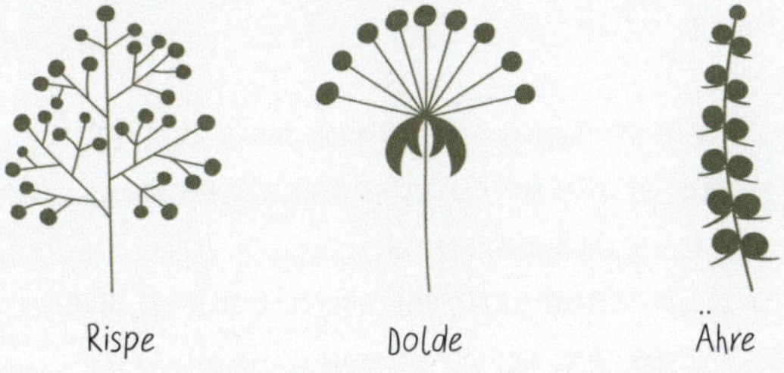


Wenn du dir eine Einzelblüte genauer anschaust, wirst du entdecken, dass sie sich in verschiedene Teile gliedert.
Den unteren Kreis bilden die meist grünen Kelchblätter, die die Blüte im Knospenstadium schützend umschließen. Danach folgen die oft farbigen Blütenblätter, und schließlich kommen die Staubblätter, die den Blütenpollen tragen. In der Mitte der Blüte befindet sich der Fruchtknoten mit Griffel und Narbe.

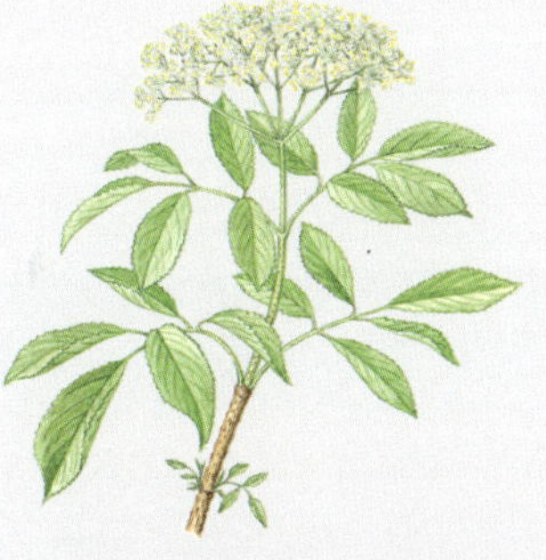

**Ein Beispiel: der Holunder**

- Blätter: gefiedert (also aus mehreren Einzelblättern zusammengesetzt); Einzelblätter eiförmig; Blattrand gesägt
- doldenartiger Blütenstand aus viele kleinen Einzelblüten
- weiße Blütenblätter, gelbe Staubblätter

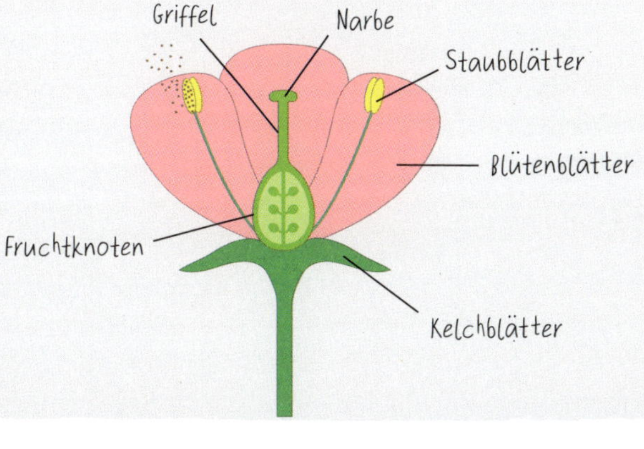

# SPÜRNASE AN!

**Jetzt kannst du versuchen, deine erste Heilpflanze sicher zu erkennen. Bevor du sie verwendest, solltest du auf jeden Fall einen Experten checken lassen.**

1. Entscheide dich für eine Pflanze, die du sammeln willst – check sie im Kennenlern-Spiel auf den Seiten 48–57, um herauszufinden, ob du sie gerade überhaupt sammeln kannst.
2. Wenn deine Kandidatin feststeht, dann ab in die Natur! Teste eine Bestimm-App (zum Beispiel PlantNet oder Flora incognita) oder ein Bestimmungsbuch (→ QR-Code Seite 36).
3. Präge dir die typischen Kennzeichen ein. Merke dir auch die Kennzeichen der Pflanzen, mit denen sie leicht zu verwechseln sind.

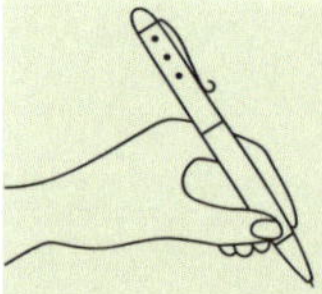

Trage ein!

Achtung

| Sammeln will ich: | Typische Kennzeichen: | leicht zu verwechseln mit: |
|---|---|---|
| | Stängel: | |
| | Blätter: | |
| | Blüten: | |
| | Sonstiges: | |

## Der optimale Erntezeitpunkt

Wie bei Obst und Gemüse gibt es auch bei Heilpflanzen eine optimale „Reifezeit“. Dann ist der Geschmack ausgereift und sie enthalten von den gewünschten Wirkstoffen besonders viel. Die richtigen Erntezeitpunkte lassen sich schwer in Monaten oder Jahreszeiten angeben, da es in Mitteleuropa große klimatische Unterschiede gibt. Deshalb liest man die günstigste Erntezeit an den Entwicklungsstadien der Pflanze ab.

*Würdest du zum Beispiel im April eine Pfefferminztinktur ansetzen, dann wäre sie von minderer Qualität, da die Pfefferminze erst bei Blühbeginn im Juli das meiste und das beste ätherische Öl entwickelt.*

- → **vor Knospenbildung:** Bärlauch, Melisse, Petersilie
- → **mit Knospenbildung:** Brennnessel, Estragon, Giersch, Löwenzahnblätter, Zitronenverbene
- → **mit Blühbeginn:** Beifuß, Bohnenkraut, Goldrute, Majoran, Minzen, Quendel, Rosmarin, Salbei, Steinklee, Thymian, Weidenröschen, Weißdorn, Ysop
- → **zur Vollblüte:** Andorn, Basilikum, Braunelle, Dost, Frauenmantel, Gänseblümchen, Gänsefingerkraut, Gundermann, Holunderblüte, Johanniskraut, Kamille, Kapuzinerkresse, Königskerze, Lavendel, Linde, Mädesüß, Malve, Mutterkraut, Oregano, Ringelblume, Schafgarbe, Purpur-Sonnenhut, Spitzwegerich, Wermut
- → **zur Samen- bzw. Fruchtreife (Vollreife):** Anis, Kümmel, Fenchel, Heidelbeere, Holunderbeere (nur gekocht verwenden), Koriander, Leinsamen, Sanddorn
- → **In der Winterruhe** (Oktober bis Februar) werden Wurzeln gesammelt: Alant, Baldrian, Beinwell, Blutwurz, Brennnessel, Eibisch, Engelwurz, Liebstöckel, Meerrettich, Süßholz (Ausnahmen: Wegwarte und Löwenzahn – diese werden im Frühjahr gegraben)

**Ab Seite 48 findest du Erntezeit-Infos zu einzelnen Pflanzen, auf Seite 58/59 kannst du dein Erntejahr planen.**

Auch innerhalb ein und desselben Tages verändert sich der Wirkstoffgehalt in Heilpflanzen. Geerntet werden sollte eine Pflanze natürlich, wenn der Hauptwirkstoff besonders stark vertreten ist:

Weil die meisten Heilpflanzenwurzeln im Spätherbst oder in der Winterruhe geerntet werden, ist Ausschlafen erlaubt.

- **Wurzelkräuter** wie Engelwurz oder Löwenzahn, aber auch Wurzelgemüse wie Karotten sehr früh morgens ernten, da viele Wirkstoffe während der Nacht in die Wurzeln wandern. Nach 4 Uhr wird allmählich die Aktivierung des Fotosynthese-Apparates vorbereitet, und mit der Morgendämmerung beginnen die Stoffwechselprozesse in den oberen Pflanzenteilen. Während der Winterruhe von Oktober bis Februar kannst du Wurzelkräuter auch später ernten.
- **Pflanzen, deren Blüten sich frühmorgens öffnen** (zum Beispiel Königskerze, Wegwarte), sollten vormittags (zwischen 9 und 11 Uhr) geerntet werden, da sie nachmittags schon zu welken beginnen.

Falls du nur an Hitzetagen (ab 30 °C) Zeit hast, dann sammle am besten morgens zwischen 9 und 11 Uhr.

- **Kräuter, die ätherische Öle enthalten**, in den Mittagsstunden ernten. Die Ölproduktion hat ihren Tageshöhepunkt zwischen 13 und 14 Uhr, gegen Abend nimmt der Gehalt immer mehr ab. Vorsicht, wenn es sehr heiß ist: Die ätherischen Öle verdunsten dann.
- **Bitterstoffhaltige Blattkräuter** haben zwischen 14 und 16 Uhr den höchsten Bitterwert.

Dazu gehören zum Beispiel Andorn, Beifuß, Hopfen, Löwenzahnkraut, Tausendgüldenkraut und Wermut.

- Auch **Kräuter, die vorwiegend Flavonoide enthalten**, produzieren zwischen 14 und 16 Uhr die meisten Wirkstoffe. Das Gleiche gilt für Heilpflanzen, deren Früchte genutzt werden (zum Beispiel Hagebutten, Holunderbeeren, Sanddornfrüchte).

Dazu gehören zum Beispiel Arnika, Birke, Goldrute und Weißdorn.

- Ab 17 Uhr wird nicht mehr geerntet: Jetzt beginnen allmählich die Rückbildungsprozesse in den Wurzelbereich.

**19–21 Uhr**
Blüten von Nachtduftern wie Nachtkerze

**4–5 Uhr**
Wurzeln

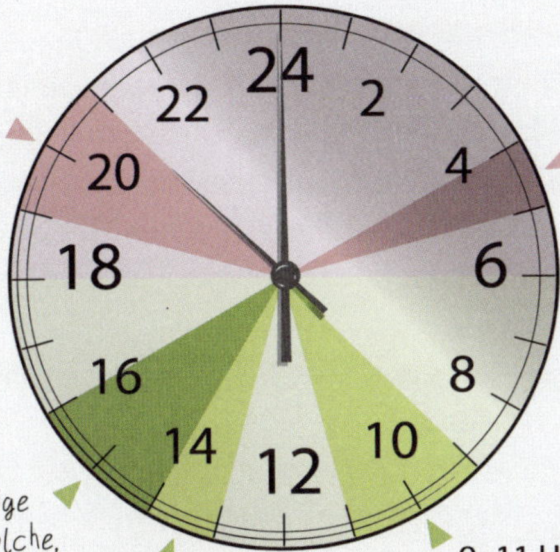


**14–16 Uhr**
bitterstoffhaltige Kräuter und solche, die vorwiegend Flavonoide enthalten

**13–14 Uhr**
Kräuter, die ätherische Öle enthalten

**9–11 Uhr**
Pflanzen, deren Blüten sich früh morgens öffnen

Plane deine Ernte!

Check für die Pflanzen, die du ernten willst, die optimale Erntezeit und plane deinen Tag:

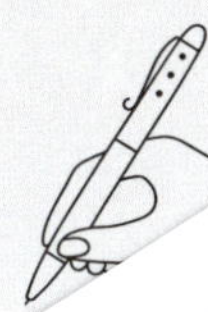

| | |
|---|---|
| 4 Uhr ______ | 13 Uhr ______ |
| 5 Uhr ______ | 14 Uhr ______ |
| 6 Uhr ______ | 15 Uhr ______ |
| 7 Uhr ______ | 16 Uhr ______ |
| 8 Uhr ______ | 17 Uhr ______ |
| 9 Uhr ______ | 18 Uhr ______ |
| 10 Uhr ______ | 19 Uhr ______ |
| 11 Uhr ______ | 20 Uhr ______ |
| 12 Uhr ______ | 21 Uhr ______ |

Dazu gehören zum Beispiel Alant, Eibisch, Engelwurz, Enzian, Liebstöckel, Meerrettich und Königskerze. Im Topf würden sie sich nicht optimal entwickeln können.

## Selber anbauen

Fast alle Kräuter und Heilpflanzen kannst du problemlos in Töpfen kultivieren, auch wenn sie darin in der Regel nicht so üppig gedeihen wie im Gartenboden. Manche Pflanzen beanspruchen aber einen enormen Wurzelraum, sodass du dafür ein Beet im Garten brauchst.

Auch viele exotische Heilpflanzen, denen man gar nicht zutraut, dass sie bei uns kultiviert werden können, sind für unser Klima geeignet, wie zum Beispiel Ginseng, Taigawurz und Rosenwurz.

Eine schöne Idee für deinen Heilpflanzengarten sind Themenbeete:

→ **Husten:** Anis, Dost (Oregano), Eibisch, Fenchel, Huflattich, Klatschmohn, Königskerze, Lungenkraut, Malve, Quendel, Schlüsselblume, Spitzwegerich, Thymian, Veilchen, Ysop.

→ **Harnwege:** Acker-Schachtelhalm, Alant, Bärentraube, Brennnessel, Brunnenkresse, Cranberry, Goldrute, Heidekraut, Kapuzinerkresse, Liebstöckel, Löwenzahn, Meerrettich, Petersilie, Preiselbeere.

→ **Menstruation:** Beifuß, Engelwurz, Fenchel, Frauenmantel, Gänsefingerkraut, Kamille, Schafgarbe, Taubnessel, Zitronenmelisse.

→ **Nerven:** Baldrian, Hopfen, Johanniskraut, Kalifornischer Mohn, Kamille, Lavendel, Zitronenmelisse, Zitronenverbene.

→ **Magen & Darm:** Andorn, Anis, Basilikum, Beifuß, Engelwurz, Enzian, Fenchel, Kamille, Kümmel, Lavendel, Pfefferminze, Ringelblume, Schafgarbe, Tausendgüldenkraut, Wermut, Zitronenmelisse.

→ **Haut & Wunden:** Blutwurz, Johanniskraut, Kamille, Lavendel, Nachtkerze, Ringelblume, Spitzwegerich, Stiefmütterchen.

TIPP

### Anbau-Tipp

Heilpflanzen und Würzkräuter benötigen wesentlich weniger Dünger als Gemüse! Eine Überversorgung hat sogar negative Auswirkungen, denn die Pflanzen produzieren dann weniger Heilstoffe und Aromen. Nimm deshalb für deine Topfkräuter nährstoffarme Aussaaterde oder Spezialerde für Kräuter.

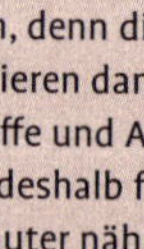

…anzen solltest du …weise im Frühjahr bei … Himmel.

## Tipps für den Einkauf

→ Nimm Pflanzen aus biologischer Produktion, schließlich willst du sie essen oder zur Heilung bzw. Schönheitspflege einsetzen.

→ Befreie frische Kräuterpflanzen gleich nach dem Kauf von der überversorgten Topferde. Entweder setzt du sie dann in einen größeren Topf mit einem mageren Substrat oder gleich in den Garten an einen passenden Standort. Gib etwas Kompost ins Pflanzloch und wässere die Topfpflanzen vor dem Einsetzen gründlich.

Wenn im Topf gekaufte Pflanzen bisher unter Glas standen, musst du sie erst langsam im Schatten an die UV-Strahlung gewöhnen, damit es nicht zu Blattverbrennungen kommt. Nach 4–5 Tagen Abhärtung im Schatten ist die Sonnenbrandgefahr gebannt.

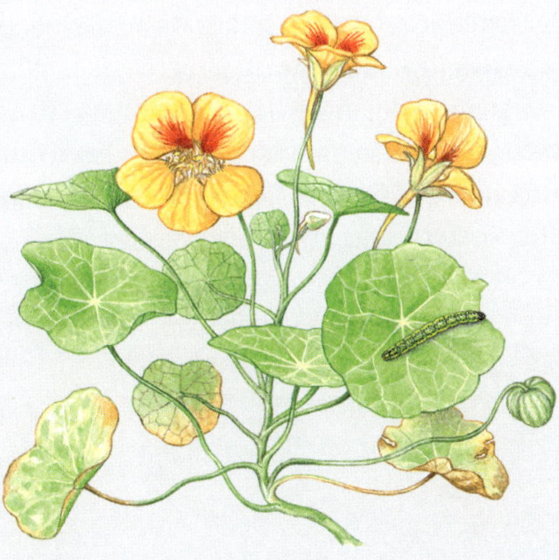

Die Kapuzinerkresse kannst du kaufen oder selber ziehen.

Getrocknete Heilpflanzen heißen auch „Drogen".

In Millimetergröße zerschnittene Heilpflanzen sind wie eine offene Mineralwasserflasche, die nach und nach alle Kohlensäure verliert. Leider werden 90 % der Kräutertees in Teebeuteln verkauft. Mehr Zerkleinerung geht wohl kaum!

**Wie du Pflanzen optimal selbst trocknen kannst, erkläre ich dir ab Seite 60.**

## Getrocknete Pflanzen verwenden

Nicht immer sind Pflanzen frisch verfügbar. Wenn du im Winter zum Beispiel eine Melissentinktur herstellen willst, wirst du vergeblich nach der zitronig duftenden Pflanze Ausschau halten. Dann bleibt als Alternative die getrocknete Variante.
Getrocknete Kräuter haben allerdings den Nachteil, dass beim Trocknungsprozess und Lagern unweigerlich Wirkstoffe verloren gegangen sind. Das gilt insbesondere für gekaufte Kräuter, die meistens nur stark zerkleinert angeboten werden. Vor allem ätherische Öle verdunsten bei zerkleinerten Tees sehr schnell an den Bruchstellen. Wie lange sie schon gelagert wurden, kannst du (zumindest bei gekauften Kräutern) nicht in Erfahrung bringen. Beim Trocknungsprozess hat sich außerdem die Zellstruktur verdichtet, sodass du an die Inhaltsstoffe schwieriger rankommst als bei frischen Pflanzen. Welche Mengen du im Vergleich zu frischen Pflanzen verwenden musst, verrate ich dir jeweils beim Grundrezept. Und wenn du doch lieber mit frischen Pflanzen arbeiten solltest, sage ich dir auch das jeweils.

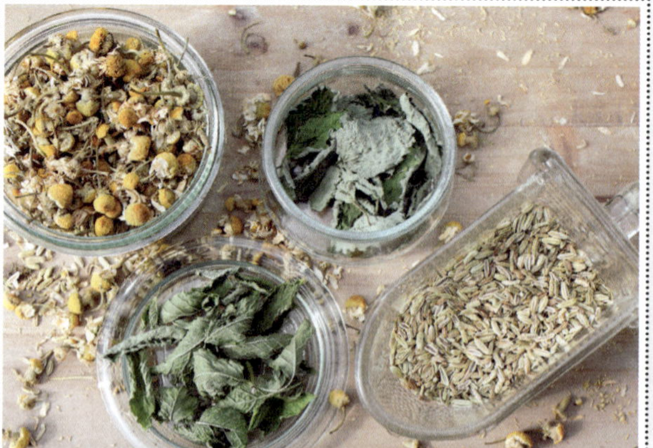

# TESTE DIE SHOPS!

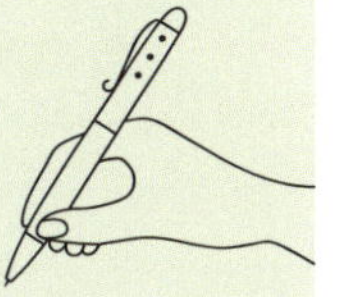

**Manche Heilpflanzen darfst du nicht sammeln, weil sie geschützt sind oder nur noch in Naturschutzgebieten wachsen. Vielleicht hast du ja einen guten Laden vor Ort? Schau dir, falls möglich, die Ware vor dem Kauf an: Sind die Kräuter stark zerkleinert oder haben die Blüten eine blasse Farbe? Dann ist die Qualität nicht optimal! Falls du kein geeignetes Geschäft findest: Hier zeige ich dir, wo du was bekommst.**

Halte deine Erfahrungen fest, damit du beim nächsten Einkauf schlauer bist!

Bezugsquellen und diese Seite als Download:

Bezugsquelle: ____________________

So finde ich die Auswahl: ☆☆☆☆☆

Das hat der Shop nicht: ____________________

____________________

____________________

So finde ich das Suchen auf der Seite: ☆☆☆☆☆

Versandkosten: ____________________

versandkostenfrei ab: ____________________

So schnell war meine Bestellung da: ____________________

So finde ich die Ware: ☆☆☆☆☆

Fazit: ____________________

____________________

____________________

**TIPP**

Kaufe möglichst unzerkleinerte Blätter und Blüten – die Wirkstoffe haben sich unter der geschlossenen Oberfläche besser gehalten.

# Kennenlern-Spiel

Hier gibt's die Auflösung, Heilwirkungen, Erkennungsmerkmale und Pflanzen, mit denen das Objekt deiner Wahl leicht verwechselt werden kann.

**Für die Heilpflanzen, die du in diesem Guide näher kennenlernst, weil sie sich gerade für den Anfang gut eignen, zeige ich dir jetzt, wann sie geerntet werden können. Und wir schauen mal, welche von denen, die man bei uns in der freien Natur finden kann, du schon erkennst.**

(genutzter Pflanzenteil)
botanischer Name

| | Heilpflanze | optimale Erntezeit | Sammelorte |
|---|---|---|---|
| 1 | **Baldrian** (Wurzel)<br>*Valeriana officinalis* | während der Vegetationsruhe: im Spätherbst (Oktober–November) oder im Frühling vor dem Austrieb (März) | Bachufer, Gräben, feuchte Wiesen |
| 2 | Hänge-**Birke** (Blätter)<br>*Betula pendula* | junge Blätter im Mai | Laubwälder, Moore, Heiden |
| 3 | **Blutwurz** (Wurzel)<br>*Potentilla erecta* | während der Vegetationsruhe: im Spätherbst (Oktober–November) oder im Frühjahr (März) | Magerwiesen, sonnige Böschungen und Waldlichtungen |
| 4 | Große **Brennnessel** (Kraut und Wurzel)<br>*Urtica dioica* | Blätter bei Blütenansatz in den Blattachseln (Mai); Wurzeln im Spätherbst (Oktober–November) oder an frostfreien Tagen von Dezember–Februar | Waldränder, Gebüsche, Gräben, Schuttplätze |
| 5 | **Dost** (Kraut)<br>*Origanum vulgare* | während der Vollblüte (blüht Juli–September) | sonnige Böschungen und Hänge, trockene Wiesen und Wegränder |

Wenn von „Kraut" die Rede ist, dann sind damit die oberirdischen Pflanzenteile während der Blütezeit gemeint.

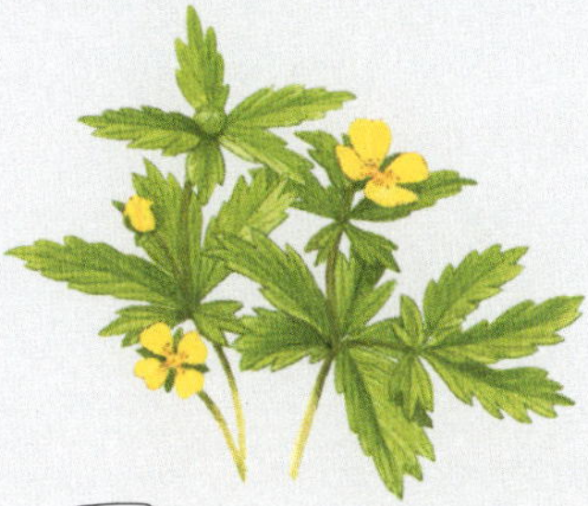

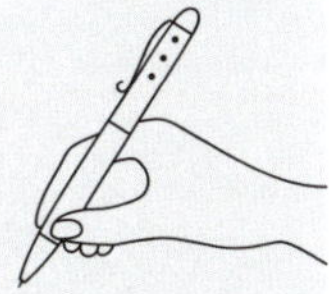

Trage die Nummer ein!

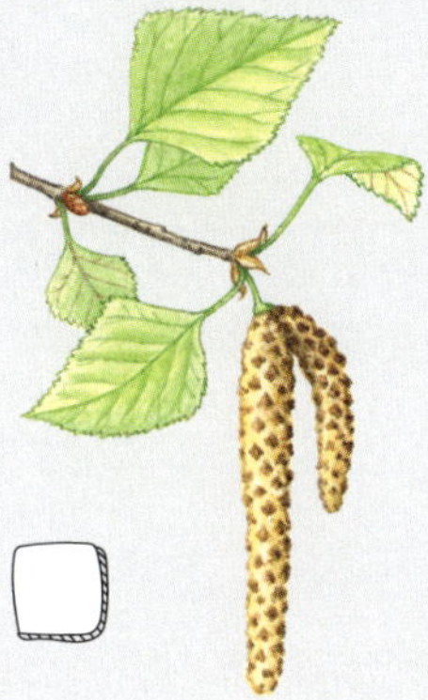

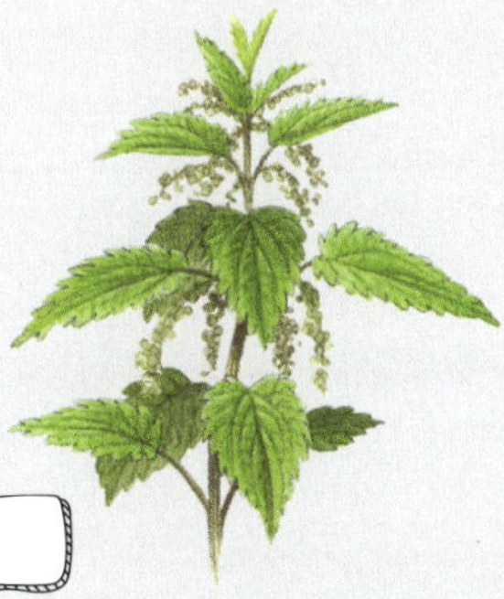

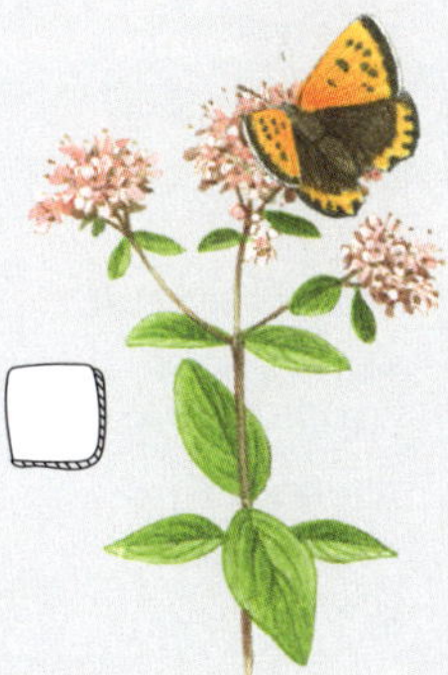

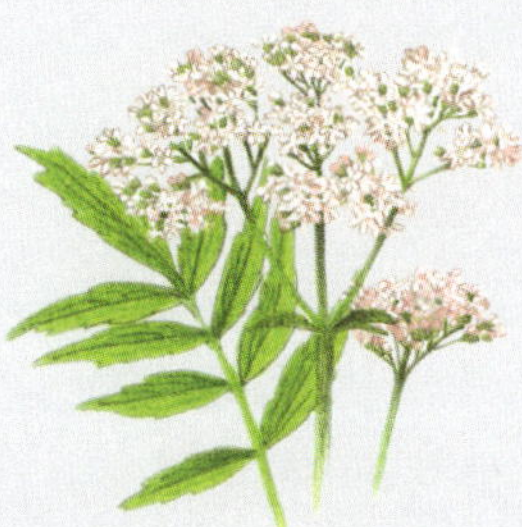

Wichtig: Sieh dir die Pflanze, die du ernten möchtest, ganz genau an und prüfe die Merkmale mit einem Bestimmbuch, einer -App oder einem Experten!

(genutzter Pflanzenteil)
botanischer Name

| | Heilpflanze | optimale Erntezeit | Sammelorte |
|---|---|---|---|
| | **Engelwurz** (Wurzel) *Angelica archangelica* | Wurzelernte im Herbst des zweiten Standjahrs; damit es große Wurzeln gibt, musst du die Blütenstände im Juni herausschneiden. | **kaufen oder anbauen** |
| | **Fenchel** (Früchte) *Foeniculum vulgare* | reife Dolden herausschneiden, sobald sie eine graugrüne Farbe annehmen; dann noch nachtrocknen | **kaufen oder anbauen** |
| 6 | **Fichte** (Triebspitzen) *Picea abies* | hellgrüne Frühlingstriebe (Triebspitzen) im Mai pflücken | Fichten-, Nadel-, Mischwälder |
| 7 | **Frauenmantel** (Kraut) *Alchemilla xanthochlora* | während der Blütezeit (Mai–August) | Wiesen und Weiden in gebirgigen Lagen |
| 8 | **Gänseblümchen** (Blüten) *Bellis perennis* | während der Blütezeit (blühen fast das ganze Jahr über bei milden Temperaturen) | Wiesen, Weiden, Rasenflächen |
| 9 | **Gänsefingerkraut** (Blätter) *Argentina anserina* | während der Blütezeit (Mai–August) | Wiesen, Weiden, Wegränder |
| 10 | **Giersch** (Blätter) *Aegopodium podagraria* | kurz vor Blühbeginn (blüht Mai–August) | Parks, Gärten, Gebüsche, Waldränder |

Die Fichte ist leicht mit der giftigen Eibe zu verwechseln!

**Auf Seite 58/59 kannst du dein Erntejahr planen.**

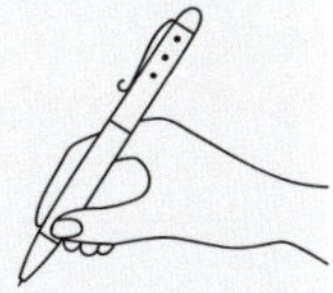

Trage die Nummer ein!

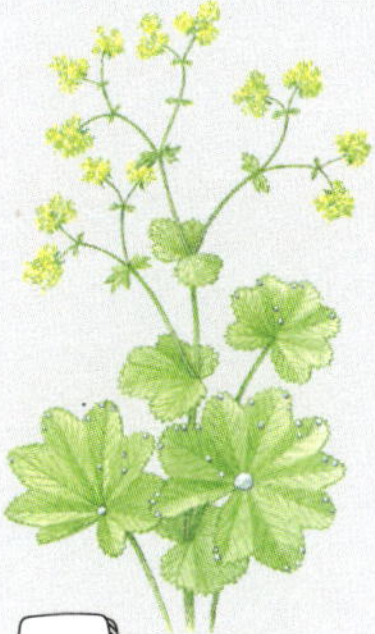

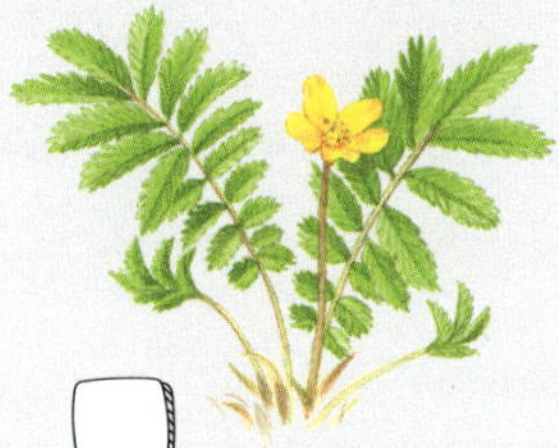

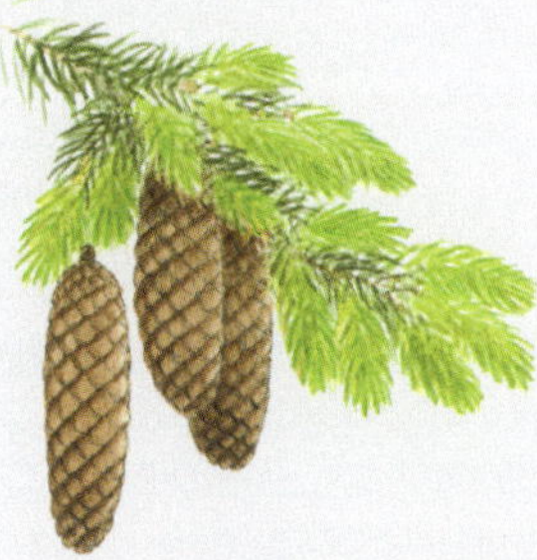

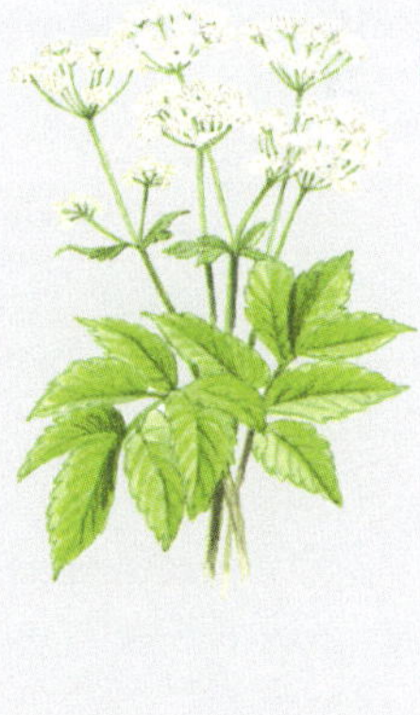

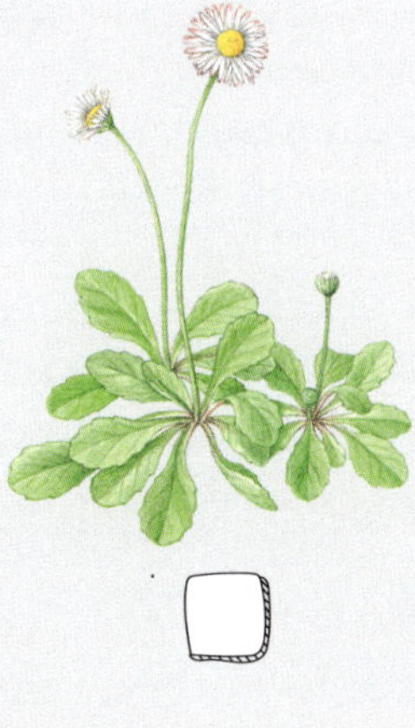

(genutzter Pflanzenteil)
botanischer Name

Holunder ist leicht mit dem schwach giftigen Zwergholunder zu verwechseln!

| | Heilpflanze | optimale Erntezeit | Sammelorte |
|---|---|---|---|
| 11 | **Gundermann** (Kraut) *Glechoma hederacea* | im Frühling in blühendem Zustand | Wiesen, Wegränder, Waldränder, Gärten |
| 12 | **Holunder** (Blüten) *Sambucus nigra* | während der Vollblüte (blüht Mai–Juli) | Waldränder, Hecken, Gärten |
| 13 | **Hopfen** (Blüten) *Humulus lupulus* | Ernte der weiblichen Blütenstände (Zapfen) Ende August – Anfang September | Waldränder, Auwälder, Gebüsche |
| | **Ingwer** (Wurzel) *Zingiber officinale* | | **kaufen** |
| 14 | Echtes **Johanniskraut** (Kraut) *Hypericum perforatum* | ab Beginn der Blütezeit (blüht Juni–August) | Wegränder, sonnige Böschungen und magere Wiesen |
| 15 | **Kamille** (Blüten) *Matricaria recutita* | während der Vollblüte (wenn der Blütenboden kegelförmig gewölbt ist und die Strahlenblüten sich nach unten senken) | Acker-, Weg- und Straßenränder |
| | **Kapuzinerkresse** (Blätter und Blüten) *Tropaeolum majus* | ab Beginn der Blütezeit (blüht Juli–Oktober) | **kaufen oder anbauen** |
| | **Knoblauch** (Zwiebel) *Allium sativum* | Ernte der Knollen, wenn das obere Drittel des Laubs abgestorben ist (zwischen Juli und Herbst) | **kaufen oder anbauen** |
| 16 | Großblütige **Königskerze** (Blüten) *Verbascum densiflorum* | täglich vormittags während der Blühzeit (Juni–August); ab mittags werden die Blüten schlaff. | Bahndämme, Wegränder, Böschungen |
| | **Kümmel** (Früchte) *Carum carvi* | Ernte der Dolden, wenn die grüne Verfärbung der Frucht ins Bräunliche umschlägt; dann noch nachtrocknen | **kaufen oder anbauen** |

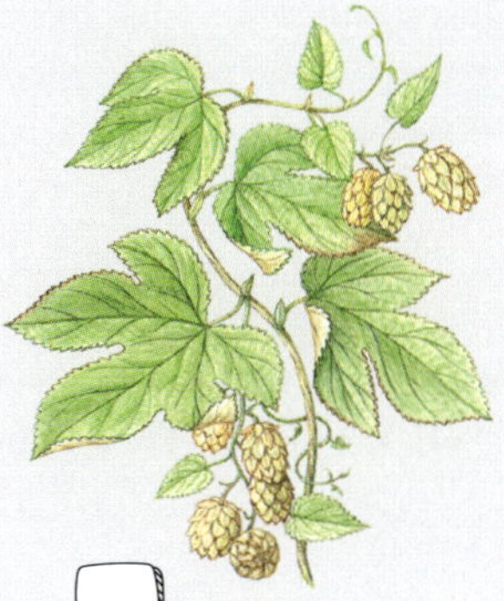

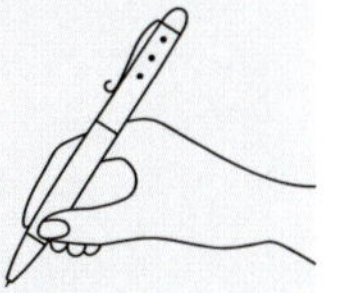

Trage die Nummer ein!

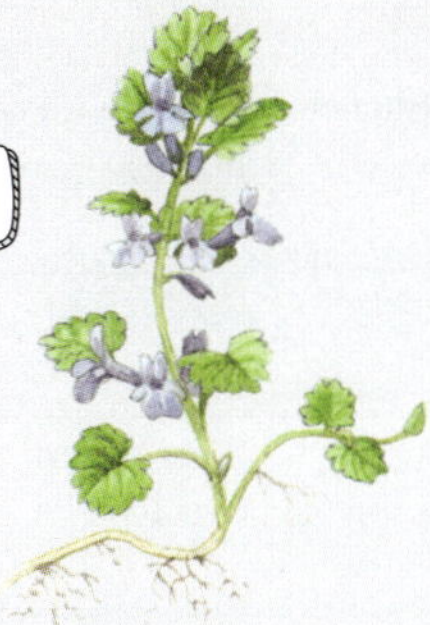

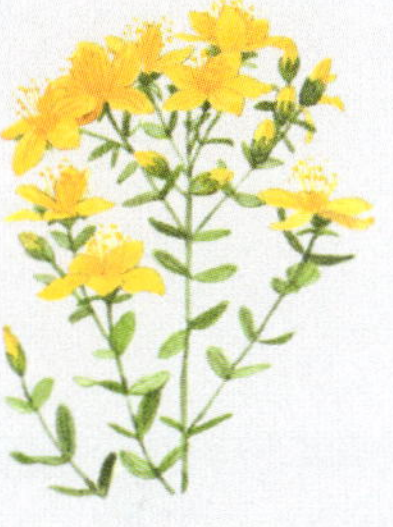

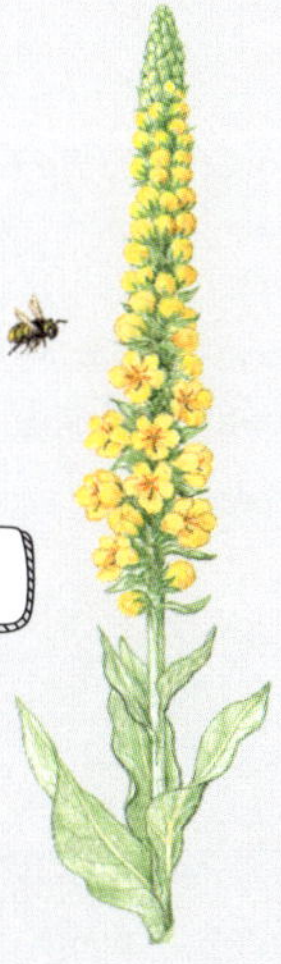

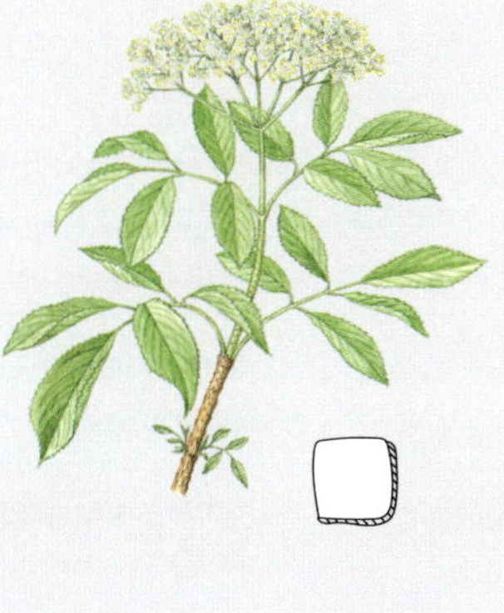

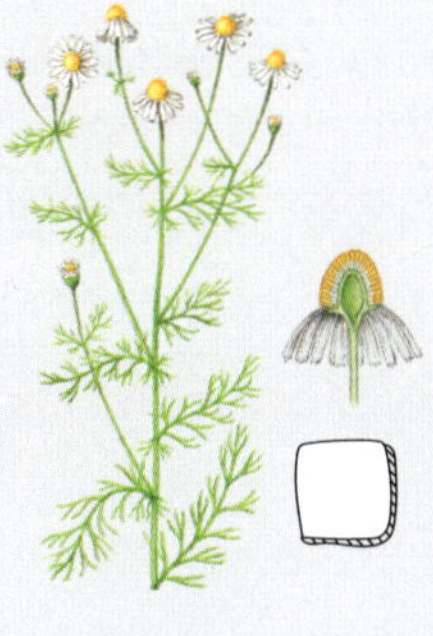

(genutzter Pflanzenteil)
botanischer Name

| | Heilpflanze | optimale Erntezeit | Sammelorte |
|---|---|---|---|
| | **Lavendel** (Blüten) *Lavandula angustifolia* | Ernte der Blütenrispen bei Vollblüte (ein Teil der Einzelblüten ist dann bereits abgeblüht) | **kaufen oder anbauen** |
| 17 | **Linde** (Blüten) *Tilia* spec. | Ernte der voll aufgeblühten Blüten mit Flugblatt im Juni | Mischwälder, Parks, Dorfplätze |
| 18 | **Löwenzahn** (Blätter und Wurzel) *Taraxacum officinale* | Wurzelernte im Frühling (März); Krauternte bei Blühbeginn (April) | Wiesen, Weiden, Wegränder |
| 19 | **Mädesüß** (Blüten) *Filipendula ulmaria* | während der Vollblüte (blüht Juni–August) | Gräben, Ufernähe, feuchte Wiesen |
| 20 | **Malve** (Blüten und Blätter) *Malva sylvestris* | tägliche Blatt- und Blütenernte nachmittags während der Blühzeit (Juni–September) | Wegränder, Brachland |
| | **Melisse** (Blätter) *Melissa officinalis* | unbedingt vor der Blüte (blüht ab Mitte Mai bis Ende Mai) | **kaufen oder anbauen** |
| | **Mutterkraut** (Kraut) *Tanacetum parthenium* | während der Blütezeit (blüht Juni–August) | **kaufen oder anbauen** |
| | **Pfefferminze** (Blätter) *Mentha x piperita* | bei Blühbeginn (ab Juli) – das heißt, wenn viele Blüten noch nicht aufgeblüht sind | **kaufen oder anbauen** |
| | **Ringelblume** (Blüten) *Calendula officinalis* | Ernte der voll aufgeblühten Blütenkörbchen (blüht Juni–Oktober) mindestens einmal wöchentlich | **kaufen oder anbauen** |
| | **Rosmarin** (Blätter) *Salvia rosmarinus* | möglichst im Sommer (Juni–August) | **kaufen oder anbauen** |
| | **Salbei** (Blätter) *Salvia officinalis* | bei Blühbeginn (ab Ende Mai) – das heißt, wenn noch nicht alle Blüten offen sind | **kaufen oder anbauen** |
| 21 | **Schafgarbe** (Kraut) *Achillea millefolium* | bei Vollblüte (blüht Juni–September) | Wegränder, Wiesen, Weiden |

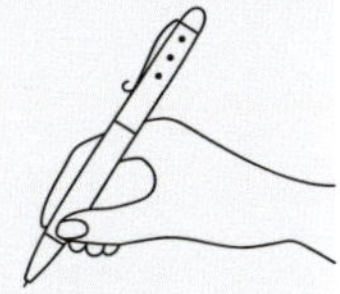

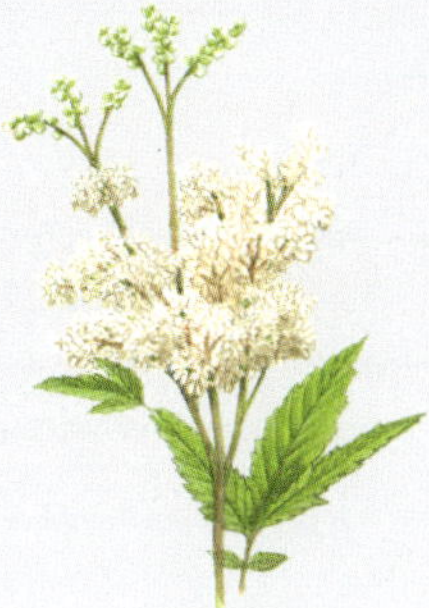

Trage die Nummer ein!

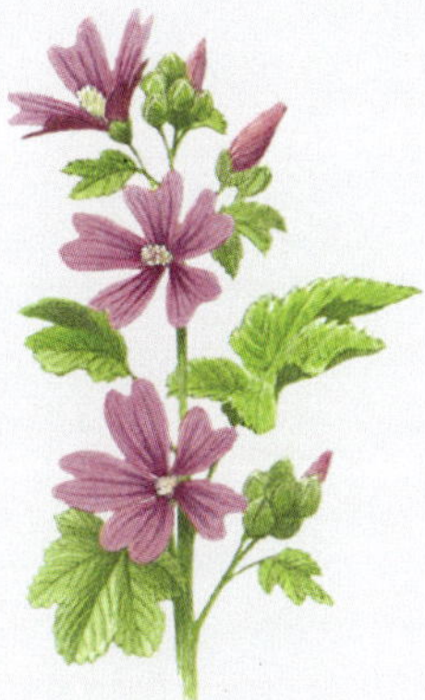

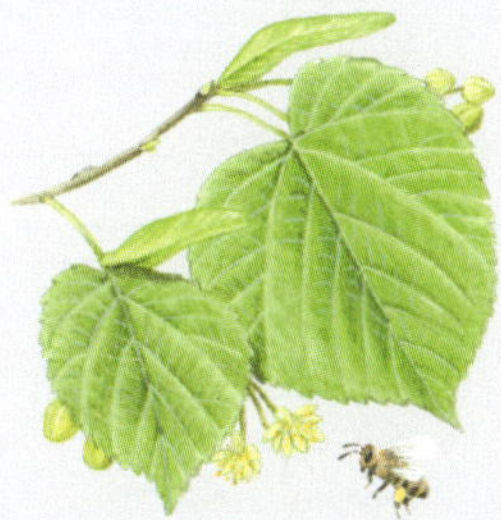

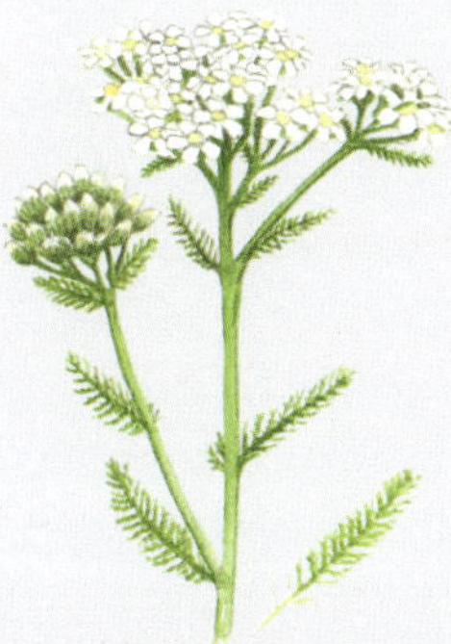

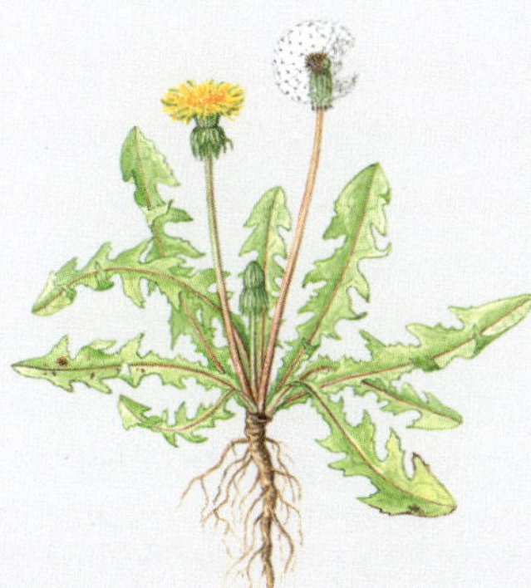

(genutzter Pflanzenteil)
botanischer Name

| Heilpflanze | optimale Erntezeit | Sammelorte |
|---|---|---|
| Purpur-**Sonnenhut** (Kraut) *Echinacea purpurea* | Krauternte (Blätter und Blüten) während der Blüte | **kaufen oder anbauen** |
| 22 **Spitzwegerich** (Blätter) *Plantago lanceolata* | während der Blütezeit (Mai–Juli); die Blüten werden allerdings nicht verwendet. | Wiesen, Weiden, Äcker, Wegränder |
| **Thymian** (Kraut) *Thymus vulgaris* | bei Blühbeginn (ab Ende Mai), wenn sich die ersten Blütchen öffnen | **kaufen oder anbauen** |
| 23 **Walnuss** (Blatt) *Juglans regia* | junge Blätter Juni–Juli | Gärten, Äcker, Mischwälder |
| 24 Silber-**Weide** (Rinde) *Salix alba* | März–April, kurz vor dem Laubaustrieb, von zwei- bis dreijährigen Zweigen | Ufer, Bäche, Gräben, Hecken |
| 25 **Weißdorn** (Blätter und Blüten) *Crataegus* spec. | bei Beginn der Blüte (Mai–Juni) – ein Teil der Blüten ist dann noch im Knospenstadium | Hecken, Waldränder, Waldlichtungen |
| **Wermut** (Kraut) *Artemisia absinthium* | während der Vollblüte (Blüten mitverwenden; blüht Juli–September) | **kaufen oder anbauen** |

Diese Heilpflanzen erkenne ich schon sicher:

Diese Heilpflanzen möchte ich mir noch genau einprägen:

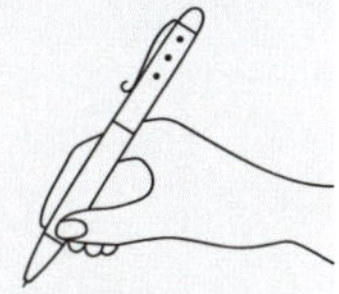

Trage die Nummer ein!

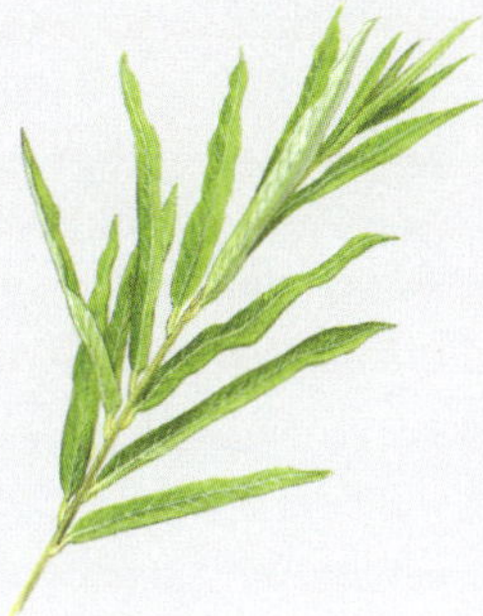

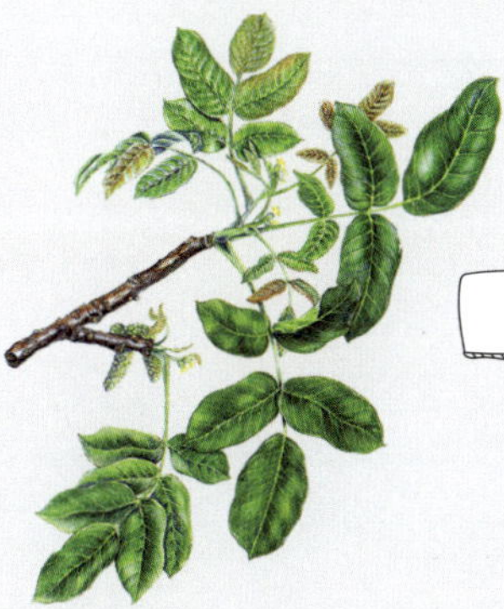

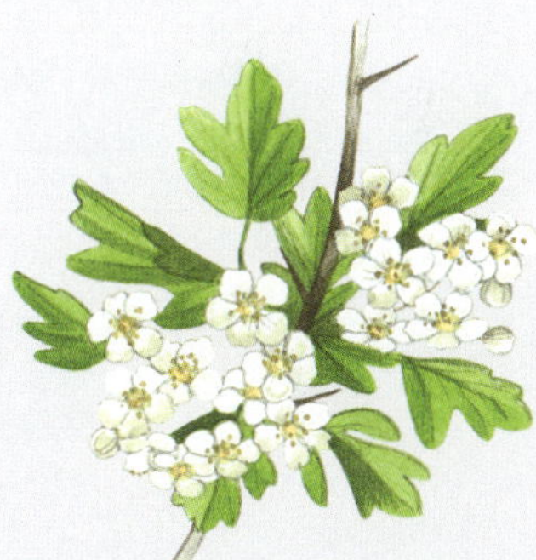

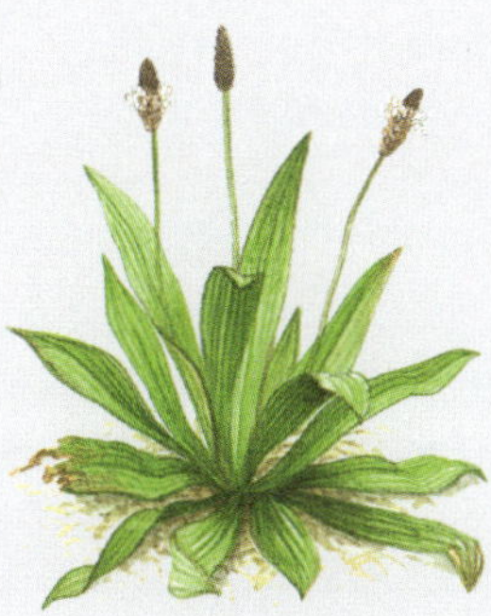

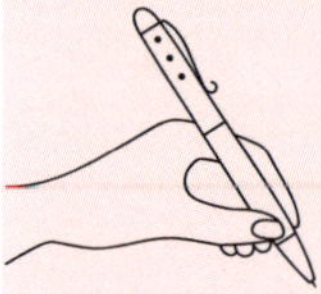

# MEIN REZEPT-JAHRESPLAN

Trage ein!

## Januar

Das kann ich jetzt sammeln:

Das will ich daraus machen:

Dieses Rezept brauche ich dafür:

## Februar

Das kann ich jetzt sammeln:

Das will ich daraus machen:

Dieses Rezept brauche ich dafür:

## Mai

Das kann ich jetzt sammeln:

Das will ich daraus machen:

Dieses Rezept brauche ich dafür:

## Juni

Das kann ich jetzt sammeln:

Das will ich daraus machen:

Dieses Rezept brauche ich dafür:

## September

Das kann ich jetzt sammeln:

Das will ich daraus machen:

Dieses Rezept brauche ich dafür:

## Oktober

Das kann ich jetzt sammeln:

Das will ich daraus machen:

Dieses Rezept brauche ich dafür:

| März |
| --- |
| Das kann ich jetzt sammeln: |
| __________ |
| __________ |
| Das will ich daraus machen: |
| __________ |
| __________ |
| Dieses Rezept brauche ich dafür: |
| __________ |
| __________ |

| April |
| --- |
| Das kann ich jetzt sammeln: |
| __________ |
| __________ |
| Das will ich daraus machen: |
| __________ |
| __________ |
| Dieses Rezept brauche ich dafür: |
| __________ |
| __________ |

| Juli |
| --- |
| Das kann ich jetzt sammeln: |
| __________ |
| __________ |
| Das will ich daraus machen: |
| __________ |
| __________ |
| Dieses Rezept brauche ich dafür: |
| __________ |
| __________ |

| August |
| --- |
| Das kann ich jetzt sammeln: |
| __________ |
| __________ |
| Das will ich daraus machen: |
| __________ |
| __________ |
| Dieses Rezept brauche ich dafür: |
| __________ |
| __________ |

| November |
| --- |
| Das kann ich jetzt sammeln: |
| __________ |
| __________ |
| Das will ich daraus machen: |
| __________ |
| __________ |
| Dieses Rezept brauche ich dafür: |
| __________ |
| __________ |

| Dezember |
| --- |
| Das kann ich jetzt sammeln: |
| __________ |
| __________ |
| Das will ich daraus machen: |
| __________ |
| __________ |
| Dieses Rezept brauche ich dafür: |
| __________ |
| __________ |

# Richtig trocknen & aufbewahren

Wichtig ist, dass die Blätter ganz bleiben – wertvolle Inhaltsstoffe und Duftstoffe bleiben unter der geschlossenen Haut optimal erhalten.

**Frisch ist zwar meistens besser – aber oft geht's einfach nicht anders. Schließlich willst du nicht vor jeder Tasse Tee spazieren gehen oder hast auch mal im Mai Lust auf Pfefferminztee, wenn das Kräutchen noch nicht reif ist. Leg dir am besten einen Vorrat an getrockneten Heilpflanzen an.**

Das Trocknen ist die älteste Art der Kräuterkonservierung: Dabei werden die Pflanzen durch Wasserentzug haltbar gemacht.

Es gibt Pflanzen, die sehr schnell trocknen, zum Beispiel Brennnessel, Minze oder Zitronenmelisse. Andere geben das Wasser nur langsam ab und brauchen wesentlich länger. Dazu zählen Basilikum, Salbei und Ringelblumenblüten mit Kelch. Problematisch beim Trocknen sind vor allem die Wurzeln von Engelwurz und Eibisch oder Königskerzenblüten – sie ziehen die Luftfeuchtigkeit wie ein Schwamm an. Du musst sie daher unbedingt künstlich trocknen (→ Seite 63) und anschließend luftdicht lagern, sonst zersetzen sich die Inhaltsstoffe und Schimmelpilze haben ein leichtes Spiel.

**TIPP**

Deine gesammelten Pflanzen solltest du vor dem Trocknen nicht waschen, denn dabei würden die mit ätherischem Öl gefüllten Zellen beschädigt, was das Aroma beeinträchtigt. Außerdem benötigen gewaschene Kräuter viel zu viel Zeit, bis sie richtig trocken sind. Eine Ausnahme sind Wurzeln: Die solltest du vor dem Trocknen waschen.

## Tipps fürs Trocknen

→ gleich nach dem Sammeln trocknen
→ unschöne, schmutzige oder kranke Pflanzenteile aussortieren
→ schnell trocknen, damit die pflanzlichen Enzyme nicht mit der Zersetzungsarbeit beginnen
→ die Heilpflanzen nicht waschen und nicht zerkleinern
→ bei Pflanzen mit großen Blättern die Blätter von oben nach unten vom Stängel streifen
→ die Blätter, Blüten oder kleinen Zweige locker auslegen, am besten Blatt an Blatt und Blüte an Blüte: auf einem Wäscheständer mit Baumwoll- oder Seidentuch darauf oder in einem eigenen Trockenrahmen (→ Seite 62)
→ einen warmen, schattigen und gut durchlüfteten Ort wählen
→ so lange trocknen bis sie sich leicht mit der Hand zerbröseln lassen
→ ab und zu das Trockengut etwas auflockern

Sichtbar sind solche Oxidationsverluste manchmal an schwarzen Verfärbungen der Blätter.

Je stärker du dein Erntegut bearbeitest, desto höher sind die Verluste an wertvollen Inhaltsstoffen!

Direktes Sonnenlicht schadet den Pflanzen, denn das UV-Licht zerstört viele Wirkstoffe. Der Trocknungsort sollte also möglichst dunkel sein und die Trocknungstemperatur sollte 40 °C nicht überschreiten. Damit frei werdende Feuchtigkeit gut entweichen kann, ist eine gute Durchlüftung nötig.

**Richtig getrocknete Heilpflanzen haben kräftige Farben – daran lässt sich ihre Heilkraft erkennen, denn viele pflanzliche Farbstoffe sind gleichzeitig Heilstoffe.**

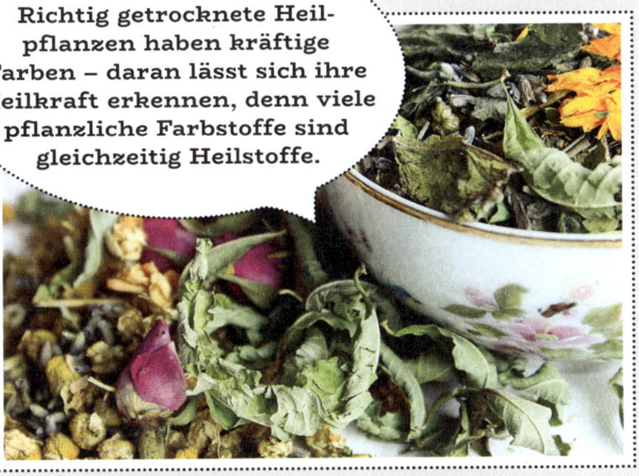

**TIPP**

Mach die „Stängelprobe“: Wenn der Stiel eines Blattes oder eines Blütenköpfchens knackend bricht und nicht mehr biegsam ist, ist deine Pflanze fertig getrocknet.

# BASTLE DIR EINEN TROCKENRAHMEN

Wenn du deinen Rahmen genauso groß baust wie ein Backblech, kannst du ihn sogar in den Backofen schieben, wenn es sein muss. Dann musst du aber darauf achten, dass die verwendeten Rahmenhölzer nicht zu dick sind. Gut geeignet sind Tapeten- oder Falzleisten aus dem Baumarkt.

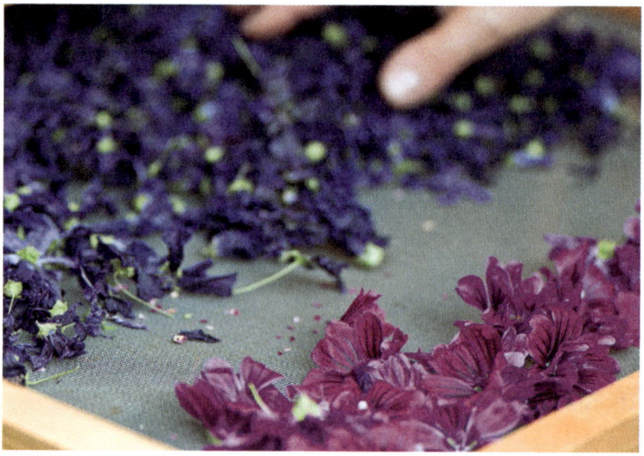

DU BRAUCHST:

4 Hölzer, aus denen du einen rechteckigen Rahmen bauen willst (je zwei sollten gleich lang sein)
dünnen Baumwollstoff, Jute, Fliegengaze oder ein Drahtgewebe als Bespannungsmaterial
Säge & Holzleim

## So wird's gemacht:

- Säge die Falzleisten im Winkel von 45 Grad zurecht, sodass je zwei gleich lange Abschnitte entstehen.
- Klebe die Leisten an den Kanten mit Holzleim zu einem rechteckigen Rahmen zusammen.
- Befestige den Stoff mit einem Tacker oder Leim.

**TIPP**

Wer nicht sägen und kleben will, nimmt einfach einen alten Bilderrahmen – Upcycling sozusagen!

## (Nach-)Trocknen im Ofen

Schnelles Trocknen innerhalb weniger Tage verhindert, dass deine Heilpflanzen Wirkstoffe verlieren. Wenn deine Pflanzen nach einer Woche noch nicht trocken sind, dann trockne sie im Backofen nach: Das geht recht flott, aber die Temperatur darf nicht über 40 °C steigen (bei höheren Temperaturen würden sich die ätherischen Öle verflüchtigen). Lege also besser ein Thermometer dazu und öffne die Tür ab und zu, damit etwas Wärme und Feuchtigkeit aus dem Ofen entweichen können.

Die Ofenmethode eignet sich besonders gut für Früchte, Rinden und Wurzeln. Rinden sind durch ihre feste Zellstruktur nämlich etwas schwieriger zu trocknen; zerkleinere die abgeschälte Rinde zuerst ein wenig. Wurzeln solltest du fürs Trocknen auf dem Backblech im Ofen in Scheiben schneiden.

Das Trocknen im Ofen oder mit einem Dörrgerät hat durchaus Vorteile:

- → Du bist nicht von der Witterung abhängig.
- → Die Kräuter sind viel schneller trocken, was sich auch positiv auf die Qualität auswirkt.
- → Du vermeidest, dass unterdessen Licht die Wirkstoffe zerstört.

Es gibt auch spezielle Dörrgeräte zu kaufen, die durch Wärmezufuhr oder Infrarotstrahlung für eine schnelle Trocknung sorgen. Sie eignen sich nicht nur für Kräuter, sondern auch für die Herstellung von Trockenfrüchten.

**TIPP**

Da Wurzeln oft im Spätherbst geerntet werden, kannst du zum Trocknen auch die Wärme der Heizung oder des Holzofens nutzen.

## Tipps fürs Aufbewahren

→ die getrockneten Pflanzen unzerkleinert abfüllen, locker geschichtet
→ großes braunes Schraubglas mit dichtem Verschluss verwenden (oder ein weißes dunkel aufbewahren)
→ das Glas mit dem Namen der Pflanze und dem Erntejahr beschriften
→ einen kühlen (am besten unter 16 °C), trockenen Lagerort wählen
→ Im Ganzen getrocknete Blätter und Blüten können so problemlos 2–3 Jahre aufbewahrt werden.

*Darin sind deine Drogen vor Luftfeuchtigkeit und Lebensmittelmotten sicher. Dunkles Glas sollte es sein, weil auch bei der Lagerung Licht deinen Heilpflanzen die Power nehmen kann.*

Bevor du deine getrockneten Pflanzen verwendest, solltest du sie einer kleinen Prüfung unterziehen:

- Schnuppere daran: Schimmel?
- Schau sie dir an: Gespinste und Verklumpungen? Die Kräuter hängen wie mit Spinnweben verwoben zusammen? Daran könnte die Dörrobstmotte schuld sein.

→ In beiden Fällen musst du dein Produkt leider entsorgen.

*Wichtig ist, dass du deinen Behälter luftdicht verschließt, besonders bei Feuchtigkeit aufnehmenden Pflanzen wie Königskerze oder Eibischwurzeln. Sie würden sonst in kürzester Zeit verderben. Bei luftdicht verschließbaren Behältern ist es allerdings ganz wichtig, dass die Kräuter wirklich trocken sind. Sonst beginnen sie zu schimmeln!*

# GESTALTE DEINE EIGENEN ETIKETTEN!

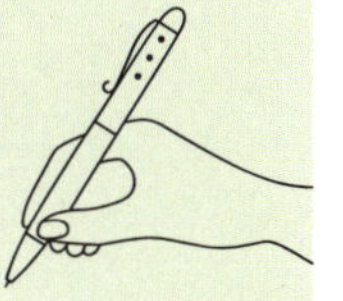

Pflanze:

Erntejahr:

diese Seite als Download:

# Grundrezept Teemischung

**Blätter, Blüten, Rinden, Wurzeln und Samen von Heilpflanzen, ob von Bäumen, Sträuchern oder von der Wiese: Alles Mögliche eignet sich zum Aufbrühen. Und mit Tee kann man auch mehr machen als ihn trinken: Waschungen, Wundumschläge, Mundspülungen, Inhalieren ... Manche Tees sind echte Wundermittel.**

**Fürs Trocknen beachte unbedingt die Tipps ab Seite 60!**

Grundsätzlich kannst du Tees sowohl aus frischen als auch aus getrockneten Pflanzenteilen zubereiten. Ein Tee aus frischen Pflanzen ist immer gehaltvoller, weil beim Trocknen und Lagern unweigerlich Wirkstoffe verloren gehen. Trocknen ist aber als Konservierungsmethode unverzichtbar – schließlich gibt es frische Fichtenspitzen zum Beispiel nur im Mai und nicht im Winter, wenn dich vielleicht der Husten quält.

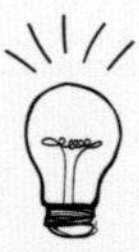

Bei frischen Kräutern benötigst du ungefähr die dreifache Gewichtsmenge im Vergleich zu getrockneten.

Frische Pflanzenteile benötigen kürzere Ziehzeiten (3–4 Minuten), weil die Wirkstoffe durch die weichen Pflanzenzellen viel besser ins Teewasser gelangen. Sie enthalten aber viel mehr Feuchtigkeit, daher werden sie etwas höher dosiert als getrocknete Kräuter.

## Tipps rund ums Teezubereiten

Jetzt sollen die Wirkstoffe aus den Pflanzenzellen ins Teewasser gelangen.

→ Zerkleinere deine Pflanzen erst, wenn du den Tee zubereitest. Schneide frische Pflanzen klein, zerbrösele getrocknete.

- Tee muss sich im Wasser entfalten können, damit er seine Inhaltsstoffe gut abgeben kann. Gib ihn daher lose in deine Tasse oder Kanne.
- Zu viel Hitze schadet den meisten Heilstoffen. Vor allem die leicht flüchtigen ätherischen Öle verdampfen in kochendem Wasser. Deshalb solltest du deine Pflanzen mit zwar heißem, aber nicht mehr kochendem Wasser übergießen. Sobald dein aufgesetztes Wasser zu kochen beginnt, nimm es vom Herd und warte 3 Minuten, bevor du es über deine Kräuter kippst.
- Verschließe deine Kanne oder Tasse gleich nach dem Übergießen mit einem Deckel, damit alles, was trotzdem noch hochsteigt, wieder in den Tee zurückperlt.
- Nach dem Ziehenlassen gieße den Tee durch ein Sieb in einen zweiten Behälter ab.
- Bereite mit den abgesiebten Kräutern gleich danach eine zweite Tasse oder Kanne zu.
- Wenn du dir von Tee eine Heilwirkung versprichst, solltest du ihn über einen längeren Zeitraum, also 2–3 Wochen, trinken – mehrere Tassen pro Tag.

Gute Heilkräuter kannst du problemlos ein zweites Mal aufgießen. Bei hochwertigen Tees befinden sich so viele Wirkstoffe in den Pflanzenteilen, dass das Wasser im ersten Aufguss gar nicht alle aufnehmen kann.

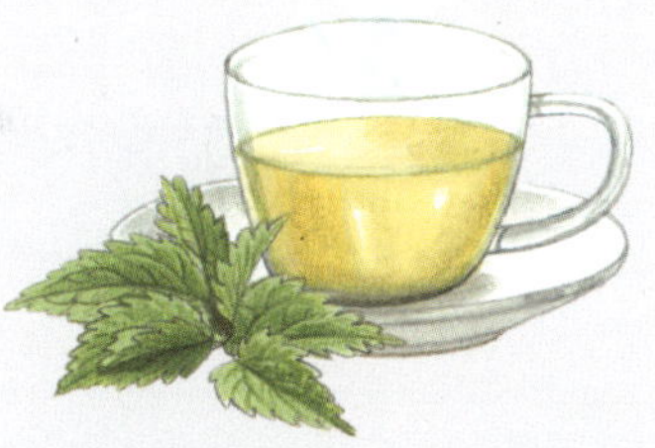

Richtig dosieren und ziehen lassen

| gewünschte Menge | Menge an Pflanzen | Ziehzeit |
|---|---|---|
| 1 große Tasse (250 ml) | 2 EL frische Pflanzen | 3–4 Minuten |
| | 2 TL getrocknete Pflanzen | 5–7 Minuten |
| Literkanne | 9–12 g frische Pflanzen | 3–4 Minuten |
| | 3–4 g getrocknete Pflanzen | 5–7 Minuten |

Gerbstoffhaltige Heilpflanzen, die man zum Beispiel zum Gurgeln benötigt, sollten mindestens 10 Minuten ziehen.

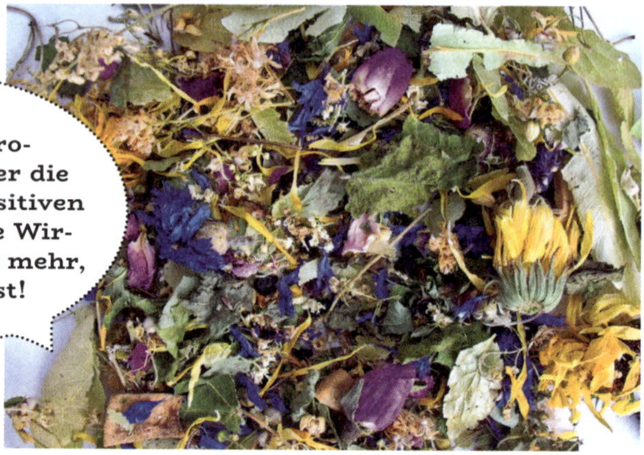

Ein farbenfroher Tee hat über die Psyche einen positiven Einfluss auf die Wirkung – vielleicht mehr, als du denkst!

## Die Mischung macht's

Als Erstes brauchst du für deine Teemischung eine oder zwei **Leitpflanzen (Basispflanzen)**, die sich gut eignen, um die Beschwerden zu bekämpfen, die du loswerden willst. Du kannst dich zum Aussuchen der Leitpflanzen an der Liste auf Seite 70/71 orientieren. Von diesen Leitpflanzen sollte deine Teemischung mengenmäßig am meisten enthalten (40–50 %).

Um diese Basis herum kannst du dann weitere Pflanzen gruppieren. Auch die sollen jeweils eine bestimmte Funktion erfüllen:

→ **Aromapflanzen** bringen Geschmack in die Teemischung und machen sie verträglich, denn ein Heiltee soll auch trinkbar sein.

→ **Volumenpflanzen** machen den Tee füllig und halten die Mischung zusammen – sie haben große Blätter oder eine starke Blattbehaarung. Ohne sie würden kleine Bestandteile wie Fenchel oder Süßholz im Vorratsbehälter nach unten rutschen.

→ **Schmuckpflanzen** sollen das Aussehen des Tees verbessern.

Aromapflanzen haben einen angenehmen Duft, wie zum Beispiel Melisse, Pfefferminze oder Dost.

Dafür eignen sich bunte Blüten wie Kornblume, Königskerze, Malve oder Ringelblume prima.

- Und ganz wichtig: Diese drei Bestandteile sollen allesamt die Wirkung deiner Leitpflanzen unterstützen. Das heißt, sie müssen gegen die gleichen Beschwerden wirksam sein.
- Lege zuerst fest, wogegen oder wofür dein Tee helfen soll.
- Wähle für jede der vier Rubriken (Leit-, Aroma-, Volumen-, Schmuckpflanzen) eine bis zwei Pflanzen aus, die zu dieser gewünschten Wirkung passen (→ Seite 70/71).

*Bei der Wirkungsrichtung Husten wären Spitzwegerich und Thymian zum Beispiel gute Leitpflanzen – ihre Anwendung hat da eine lange Tradition. Als Volumenpflanze wäre die Lindenblüte mit ihren großen Tragblättern geeignet: Aufgrund ihrer Schleimstoffe wirkt sie reizlindernd. Als Schmuckpflanzen wären beim Hustentee Malve oder Königskerze eine super Sache. Beide enthalten Schleimstoffe, und die Königskerze steuert auch noch hustenlösende Saponine bei.*

### Das 1 × 1 des Mischens

Eine gut zusammengestellte Teemischung enthält:
- 40–50 % Leitpflanzen (1–2 verschiedene)
- 20 % Aromapflanzen (1–2 verschiedene)
- 15–20 % Volumenpflanzen (1–2 verschiedene)
- 15–20 % Schmuckpflanzen (2–3 verschiedene)

Eine Pflanze kann in einer Teemischung natürlich mehrere Funktionen erfüllen, wie du in der Tabelle auf der nächsten Doppelseite gut erkennen kannst. So wird es für dich auch leichter, aus nur vier bis sechs Pflanzen wirksame Teemischungen zusammenzustellen.

**TIPP**

**Eine gute Teemischung sollte nicht mehr als neun Zutaten enthalten, damit die Wirkung übersichtlich bleibt und die einzelnen Zutaten in einer „arzneilich wirksamen Dosis“ vorhanden sind.**

Soll dein Tee dich beruhigen, deinen Husten lösen oder dich zum Schwitzen bringen? Check hier, was du sinnvoll kombinieren kannst:

| Pflanze | Funktion in der Mischung | | | | Medizinisches Hauptwirkungsfeld |
|---|---|---|---|---|---|
| | Leit-pflanze | Aroma-pflanze | Volumen-pflanze | Schmuck-pflanze | |
| Baldrian (Wurzel) | x | | | | Nerven |
| Birke (Blätter) | x | | x | | Harnwege, Rheuma |
| Blutwurz (Wurzel) | x | | | | Magen/Darm |
| Brennnessel (Kraut, Wurzel) | x | | x | | Harnwege, Rheuma |
| Dost (Kraut) | x | x | | x | Atemwege, Magen/Darm |
| Engelwurz (Wurzel) | x | x | | | Magen/Darm, Atemwege |
| Fenchel (Früchte) | x | x | | | Atemwege, Magen/Darm |
| Fichte (Triebspitzen) | x | x | | | Atemwege, Rheuma |
| Frauenmantel (Kraut) | x | | x | | Magen/Darm, Menstruation, Haut |
| Gänseblümchen (Blüten) | x | | | x | Haut, Atemwege |
| Gänsefingerkraut (Blätter) | x | | x | | Magen/Darm, Menstruation |
| Giersch (Blätter) | x | | | x | Harnwege, Rheuma |
| Gundermann (Kraut) | x | x | | | Atemwege, Haut |
| Holunder (Blüten) | x | x | | x | Erkältung, Atemwege |
| Hopfen (Blüten) | x | x | | | Nerven, Magen/Darm |
| Johanniskraut (Kraut) | x | | | x | Nerven |
| Kamille (Blüten) | x | x | | x | Magen/Darm, Menstruation, Haut |
| Königskerze (Blüten) | | | | x | Atemwege |
| Kümmel (Früchte) | x | x | | | Atemwege, Magen/Darm |

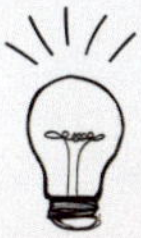

Wenn von „Kraut" die Rede ist, dann sind damit die oberirdischen Pflanzenteile während der Blütezeit gemeint.

| Pflanze | Funktion in der Mischung | | | | Medizinisches Hauptwirkungsfeld |
|---|---|---|---|---|---|
| | Leit-pflanze | Aroma-pflanze | Volumen-pflanze | Schmuck-pflanze | |
| Lavendel (Blüten) | x | x | | x | Nerven, Magen/Darm, Haut |
| Linde (Blüten) | x | x | x | | Atemwege, Nerven, Erkältung |
| Löwenzahn (Blätter, Wurzel) | x | | x | | Harnwege, Magen/Darm |
| Mädesüß (Blüten) | | x | | x | Rheuma, Fieber, Kopfschmerzen |
| Malve (Blüten, Blätter) | | | | x | Atemwege, Haut |
| Melisse (Blätter) | x | x | x | | Magen/Darm, Nerven |
| Mutterkraut (Kraut) | x | | | | Rheuma, Fieber, Kopfschmerzen |
| Pfefferminze (Blätter) | x | x | x | | Magen/Darm |
| Ringelblume (Blüten) | x | | | x | Haut, Magen/Darm |
| Rosmarin (Blätter) | x | x | | | Magen/Darm, Herz/Kreislauf |
| Salbei (Blätter) | x | x | x | | Atemwege, Magen/Darm |
| Schafgarbe (Kraut) | x | x | | x | Magen/Darm, Menstruation |
| Spitzwegerich (Blätter) | x | | x | | Atemwege, Haut |
| Thymian (Kraut) | x | x | | x | Atemwege, Magen/Darm |
| Walnuss (Blätter) | x | x | | x | Haut, Magen/Darm |
| Weide (Rinde) | x | | | | Rheuma, Fieber |
| Weißdorn (Blätter, Blüten) | x | | x | | Herz/Kreislauf |
| Wermut (Kraut) | x | | x | | Magen/Darm |

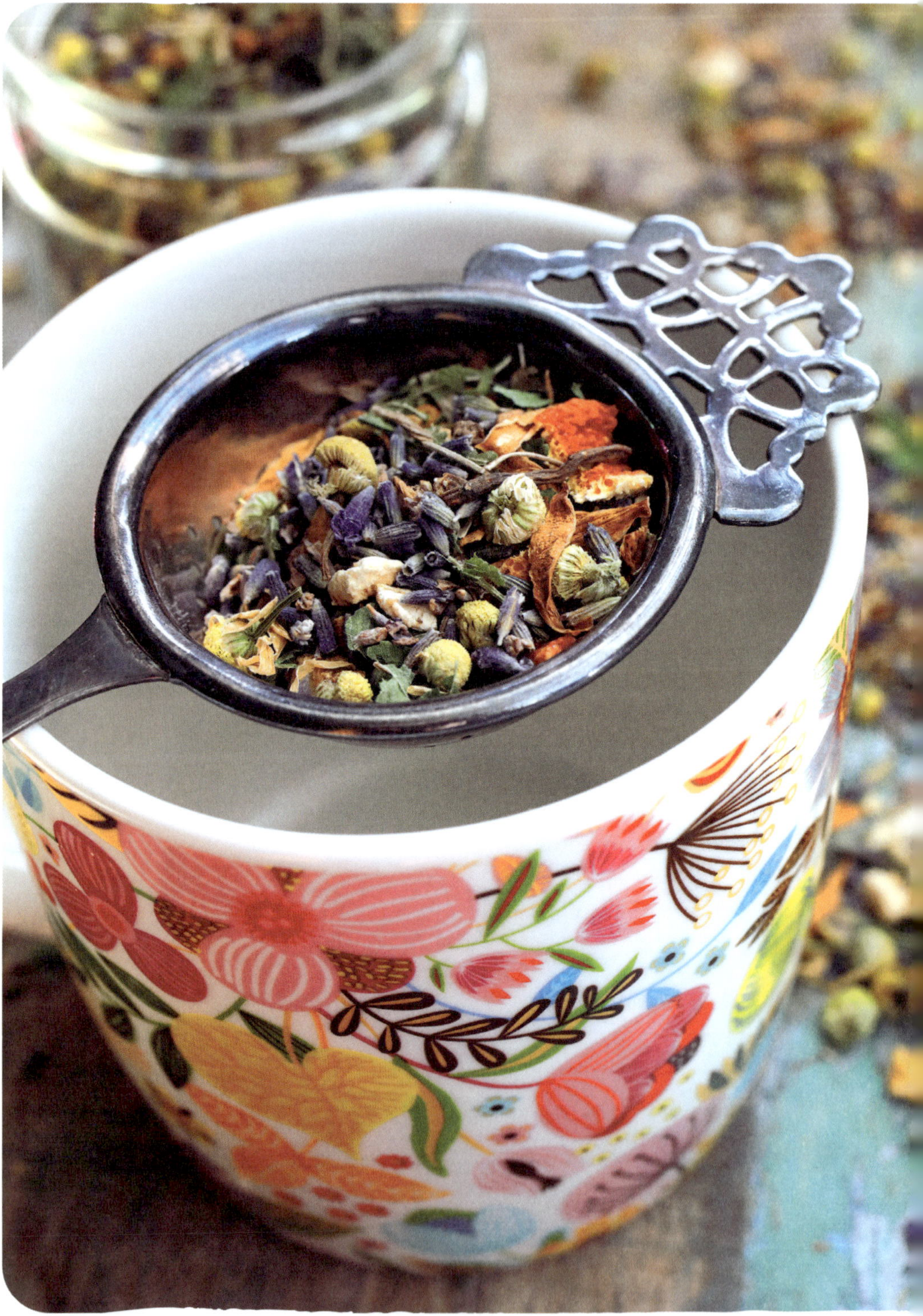

# DEINE EIGENE TEEKREATION

**Jetzt sind Kreativität und Spürsinn gefragt: Entwirf eine eigene Teemischung!**

Das soll mein Tee bewirken: ______________________

______________________________________________

______________________________________________

Dafür geeignete Heilpflanzen sind: ________________

______________________________________________

______________________________________________

Als die vier Bestandteile wähle ich:

Leitpflanze: ___________________________________

+ _____________________________________________

Aromapflanze: _________________________________

+ _____________________________________________

Volumenpflanze: _______________________________

+ _____________________________________________

Schmuckpflanze: _______________________________

+ ____________________ + ______________________

Menge pro Tasse: ______________________________

Menge pro Kanne: ______________________________

Ziehzeit: _____________________________________

Anzahl Tassen pro Tag: _________________________

Dauer der Einnahme: ___________________________

Das würde ich beim nächsten Mal anders machen:

______________________________________________

______________________________________________

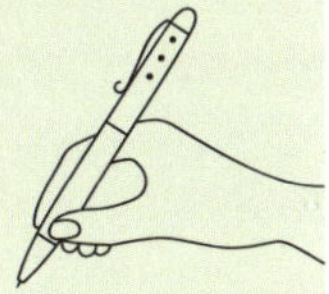

Trage ein!

diese Seite als Download:

Wirkung: ☆☆☆☆☆

So hat mir der Tee geschmeckt:

# Grundrezept Tinktur

**Ob du sie einnimmst oder äußerlich anwendest, zum Gurgeln oder für Wundumschläge: Tinkturen, also alkoholische Auszüge aus Heilpflanzen, enthalten besonders viele Wirkstoffe, weil Alkohol ätherische Öle, Harze und Fettlösliches hervorragend aus den Pflanzenzellen holen kann. Außerdem sind Tinkturen auch für unterwegs super, weil du eben nicht erst Teewasser aufsetzen musst.**

Tinkturen enthalten mehr Wirkstoffe als Tee.

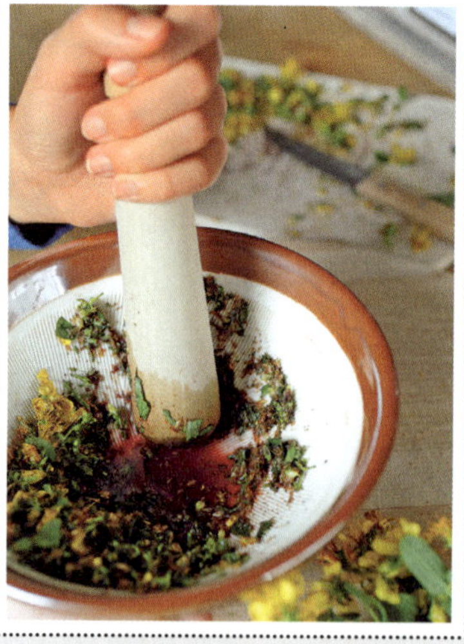

Die Herstellung ist einfach und billig. Verwende Ethanol (Weingeist, Trinkalkohol) oder eine neutral schmeckende Spirituose wie Wodka oder Korn und – wenn möglich – frische Heilpflanzen, denn die sind viel gehaltvoller als getrocknete.

## Dosierung

Einnahme: 3 x pro Tag 10–15 Tropfen
Äußerliche Anwendung: 1 EL auf 250 ml abgekochtes Wasser

## Tinkturen-Grundrezeptur

Für ein möglichst gehaltvolles Heilmittel wähle folgendes konzentriertes Ansatzverhältnis:

| | Heilpflanze | Alkohol |
|---|---|---|
| bei frischen Pflanzen | 1 Teil | 2,5 Teile, 70 % vol. |
| bei getrockneten Pflanzen | 1 Teil | 5 Teile, 40 % vol. |

Weil bei getrockneten Pflanzen der Pflanzensaft fehlt, genügt hier ein Alkoholgehalt von 40 % vol. Die Alkoholmenge muss allerdings verdoppelt werden.

BEISPIEL FÜR MENGEN:

- → 20 g frische Pflanzenteile
- → 50 g Ethanol 70 % vol.

50 g Ethanol entsprechen ca. 57 ml.

## So wird's gemacht:

- → Sortiere alle bräunlichen, welken und optisch nicht mehr einwandfreien Pflanzenteile aus.
- → Zerreibe die guten Pflanzenteile zusammen mit dem Alkohol zu einem dickflüssigen Brei. Das geht gut mit einem Mörser mit rauer Innenfläche oder mit einem Mixer.
- → Fülle den Brei in ein Schraubglas und verschließe dieses dicht, damit kein Alkohol durch Verdunstung entweichen kann.
- → Stelle das Glas für mindestens 2 Wochen an einen lichtgeschützten, warmen Ort. Da regelmäßige Bewegung die Ausbeute verbessert, solltest du den Ansatz jeden Tag mehrmals rühren.
- → Siebe den Auszug anschließend durch einen Tee- oder Kaffeefilter und presse das Ganze gut aus.
- → Fülle deine Frischpflanzentinktur in ein Tropffläschchen aus Braunglas und beschrifte es (Inhalt, Herstellungsdatum).

Im Video zeige ich dir, wie du eine Tinktur herstellst:

Wegen der feinen Schwebstoffe setzt sich der Filter schnell zu und du musst ihn eventuell mehrfach wechseln.

## Tinkturen-Schnellrezept

Du brauchst ein bestimmtes Heilmittel ganz schnell, jedenfalls hast du keine zwei Wochen Zeit? In diesem Fall gibt es verschiedene Verfahren, mit denen du die lange Auszugszeit umgehen kannst. Eines davon, die Turboextraktion, will ich dir jetzt zeigen. Damit hast du schon nach 30 Minuten eine wirksame Tinktur!

Für ein möglichst gehaltvolles Heilmittel wähle folgendes konzentriertes Ansatzverhältnis:

Dieses schnelle Auszugsverfahren ist zwar nicht so „harmonisch" wie das klassische Verfahren, der Geschmack ist aber trotzdem intensiv und pflanzentypisch, der Wirkstoffgehalt hoch.

| | Heilpflanze | Alkohol |
|---|---|---|
| frische Pflanzen | 1 Teil | 2 Teile, 70 % vol. |

Bei der Turboextraktion kann aufgrund der starken Zerkleinerung ein etwas höherer Kräuteranteil eingesetzt werden.

BEISPIEL FÜR MENGEN:

- → 100 g frische Pflanzenteile
- → 200 g Ethanol 70 % vol.

200 g Ethanol entsprechen ca. 230 ml.

## So wird's gemacht:

- → Sortiere alle bräunlichen, welken und optisch nicht mehr einwandfreien Pflanzenteile aus.
- → Mixe die guten Pflanzenteile zusammen mit dem Extraktionsmittel mindestens 3 Minuten lang mit einem Stab-, Küchen- oder Hochleistungsmixer (am besten mit Spritzschutz). Damit sich der Extrakt durch die hohe Drehzahl nicht zu stark erwärmt, kannst du zwischendurch eine kurze Pause einlegen.

Die hochtourigen Schlagmesser beschleunigen die Lösungs- und Diffusionsvorgänge extrem.

→ Lass die Mischung 30 Minuten ruhen. Aufgrund der starken Verwirbelung schäumen manche Extrakte etwas, bedingt durch die enthaltenen Saponine (→ Seite 24).

→ Filtere die sehr dickflüssige Tinktur ab, zunächst durch ein Feinsieb und anschließend durch einen Kaffee- oder Teefilter.

→ Presse den zurückbleibenden Brei gut aus!

**TIPP**

Noch besser wird das Ergebnis, wenn du den Extrakt nicht gleich abfilterst, sondern im Sinne der klassischen Mazeration noch 1–2 Tage in einem Schraubglas ziehen lässt.

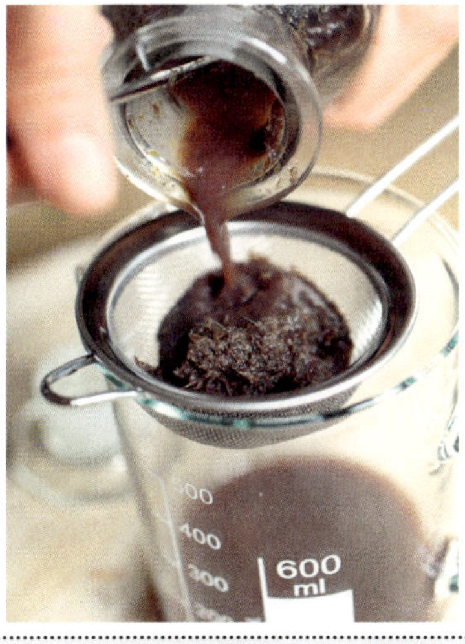


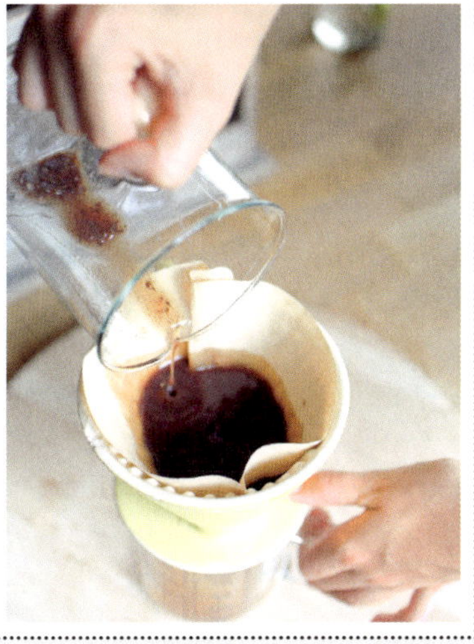

→ Deine Tinktur ist einsatzbereit!

Tinkturen können problemlos 2–3 Jahre genutzt werden.

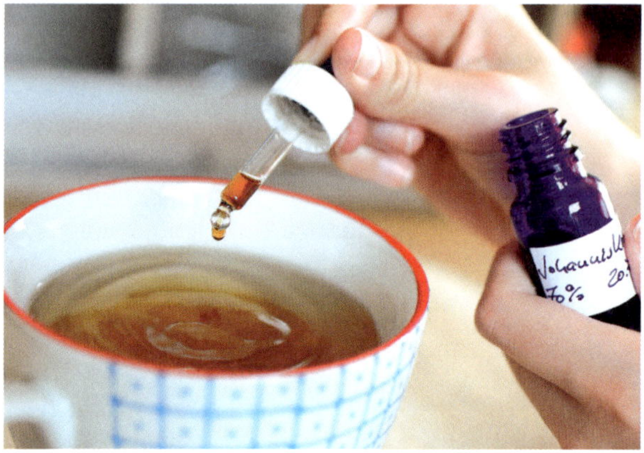

## Beispiel-Tinkturen

- **krampflösende Magentinktur:** Gänsefingerkraut, Kamille, Kümmel, Melisse, Minze
- **bittere Magentinktur:** Engelwurz, Enzian (darf nicht gesammelt werden!), Hopfen, Löwenzahn, Schafgarbe, Wermut
- **Wundtinktur:** Johanniskraut, Kamille, Lavendel, Ringelblume
- **Hustentinktur:** Fenchel, Gundermann, Königskerze, Malve, Spitzwegerich, Thymian
- **Schlaftinktur:** Baldrian, Hopfen, Lavendel, Melisse
- **Herz-Kreislauf-Tinktur:** Melisse, Rosmarin, Weißdorn
- **stimmungsaufhellende Tinktur:** Johanniskraut, Lavendel, Melisse

**Eine ausführliche Übersicht findest du auf den Seiten 28–30. Wenn du tiefer in die Tinkturenherstellung einsteigen magst, empfehle ich dir das Buch „Heilpflanzen-Tinkturen“, das im Ulmer Verlag erschienen ist.**

# DEINE EIGENE TINKTUR

**Jetzt bist du dran: Teste mit Heilpflanzen deiner Wahl beide auf den → Seiten 75–77 beschriebenen Auszugsverfahren und dokumentiere deine Ergebnisse!**

Diese Tinktur will ich herstellen: ____________________

________________________________________

Diese Heilpflanzen will ich dafür verwenden:

________________________________________

________________________________________

Verwendung: ____________________

________________________________________

Dauer der Einnahme oder Anwendung: ____________________

________________________________________

| | Grundrezeptur (→ Seite 75) | Schnellrezept (→ Seite 76) |
|---|---|---|
| Menge Frischpflanzen: | | |
| Menge Alkohol: | | |
| So lange durfte meine Tinktur bis zum Abfiltern ruhen: | | |
| Wirkung: | ☆☆☆☆☆ | ☆☆☆☆☆ |
| Das würde ich beim nächsten Mal anders machen: | | |

diese Seite als Download:

**TIPP**

Wenn du getrocknete Pflanzen nimmst, benötigst du doppelt so viel Alkohol.

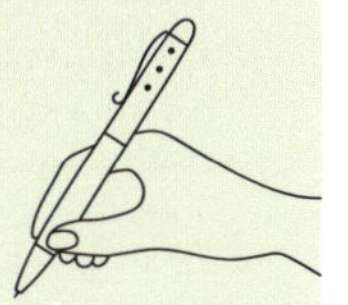

Kreuze an!

Besser finde ich:

- ☐ Grundrezeptur
- ☐ Schnellrezept

# Grundrezept Ölauszug

Typische Heilpflanzen, aus denen man Ölauszüge herstellt, sind vor allem Ringelblume und Johanniskraut, aber auch Kamille, Malve und Mohnblüten.

**Heilöle sind Auszüge aus frischen oder getrockneten Pflanzenteilen, die vor allem die fettlöslichen Wirkstoffe der Ursprungspflanze enthalten. Du kannst mit dem Warmauszug-Verfahren, das ich dir hier vorstelle, sowohl Würzöle für die Küche herstellen als auch Öle für die äußerliche heilende oder kosmetische Anwendung. Du kannst dein Heilöl nämlich zu einem Massage- oder Badeöl oder zu einer Salbe weiterverarbeiten.**

Vor allem natives Olivenöl ist eine gute Wahl, weil es ausgezeichnete Heil- und Pflegeeigenschaften besitzt.

Jojobaöl: Super, weil es lange hält und kaum Eigengeruch hat. Du darfst es im Gegensatz zu den anderen Ölen aber nicht einnehmen, sondern nur äußerlich verwenden!

Mandelöl: Pflegend und geruchsdezent, daher ideal für kosmetische Zwecke – allerdings nicht so lange haltbar.

Als Basis brauchst du ein hochqualitativ kaltgepresstes Öl – sie enthalten wertvolle Fettsäuren und Vitamine. Nimm ein oxidativ stabiles Öl, denn so bleibt dein Heilöl lange haltbar. Geeignet sind:

- → Olivenöl
- → Kokosöl
- → Sesamöl
- → Rapsöl
- → Erdnussöl
- → Jojobaöl
- → Mandelöl

Manche Öle enthalten zusätzlich Fettbegleitstoffe (zum Beispiel Vitamin E), die ebenfalls vor Oxidation schützen. Du kannst die Stabilität deines Öls auch etwas fördern, indem du einen Teil durch Jojobaöl ersetzt – das allerdings nur für die äußerliche Anwendung geeignet ist!

## Welche Pflanzen?

Nicht alle Heilpflanzen eignen sich für Ölauszüge, denn das Öl nimmt nur die fettlöslichen Wirkstoffe auf. Die Hauptwirkstoffe folgender Pflanzen sind fettlöslich: Arnika, Bärlauch, Beinwell, Engelwurz, Fenchel, Johanniskraut, Kamille, Kapuzinerkresse, Knoblauch, Lavendel, Ringelblume, Rose, Rosmarin, Salbei, Schafgarbe, Thymian.
Sehr gut in Fett lösen sich beispielsweise die Wirkstoffgruppen ätherische Öle, Senföle, Harze oder Carotinoide.

## Frische oder getrocknete Pflanzen?

Beides geht! Frische Pflanzen sind wirkstoffreicher und geben aufgrund der weichen Zellstruktur ihre Inhaltsstoffe leichter in das Öl ab. Sie benötigen allerdings besondere Sorgfalt. Ihr Nachteil ist der hohe Wassergehalt, der bei unsachgemäßer Handhabung zu Schimmel führen kann. Um diese Gefahr zu mindern, kannst du deine Kräuter einen Tag lang anwelken lassen.

Außerdem musst du bei Frischpflanzen beachten:

- → Sie müssen immer gut mit Öl bedeckt sein.
- → Dein Gefäß musst du atmungsaktiv verschließen (zum Beispiel mit einem dünnen Stoff), damit Wasser verdunsten kann.
- → Frischpflanzen darfst du beim Abfiltern nicht auspressen, damit der Wasseranteil im Öl nicht zu hoch wird (das würde die Haltbarkeit reduzieren). Lass den Ansatz also einfach 1–2 Stunden abtropfen.
- → Zu den Pflanzen, die du unbedingt frisch verarbeiten solltest, gehören Johanniskraut und Kapuzinerkresse, da sie beim Trocknen wichtige Wirkstoffe verlieren.

**TIPP**

Wenn du die kleingeschnittenen frischen Kräuter vor dem Einlegen in das Öl mit etwas Alkohol (40–70 % vol.) in einem Pumpzerstäuber besprühst, verbessert sich die Extraktion der Wirkstoffe.

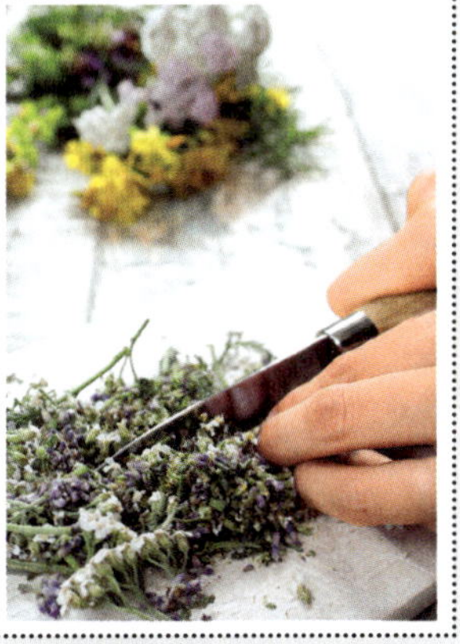

Schafgarbe, Lavendel und Johanniskraut haben fettlösliche Hauptwirkstoffe.

## So geht der Warmauszug

DU BRAUCHST:
500 ml Öl
30–40 g getrocknete oder
70–90 g frische Kräuter
Steingut- oder Keramiktopf
oder ein dunkles Glasgefäß
etwas Baumwollkompresse

Du kannst noch ein die Heilwirkung der Kräuter unterstützendes ätherisches Öl zugeben (1% der Ölmenge).

Im Sommer kannst du nur mithilfe der Sonne einen Warmauszug durchführen.

## So wird's gemacht:

Waschen ist nicht sinnvoll, denn Wasser und Öl vertragen sich nicht.

→ Säubere deine Pflanzenteile und sortiere kranke aus.
→ Zerkleinere die Kräuter fein, damit sich dem Öl mehr Ansatzfläche bietet.
→ Falls zur Hand, kannst du die Kräuter mit etwas Alkohol besprühen.
→ Fülle Öl und Kräuter in ein lichtgeschütztes Gefäß, bedecke es mit einer Baumwollkompresse und stelle es an einen warmen Platz. Vor allem Temperaturen zwischen 35 °C und 50 °C begünstigen und beschleunigen den Übergang der Wirkstoffe. Schüttle oder rühre das Öl mehrmals pro Tag, damit die Wirkstoffe in die Flüssigkeit übergehen.

Im direkten Sonnenlicht beginnen im Öl sehr schnell Zersetzungsprozesse, seine Stabilität geht verloren. Je länger das Öl in der Sonne steht, desto kürzer die Haltbarkeit. Wenn ein Öl instabil wird, entzieht es den Heilpflanzen Stoffe, um sich selbst vor dem Ranzigwerden zu schützen.

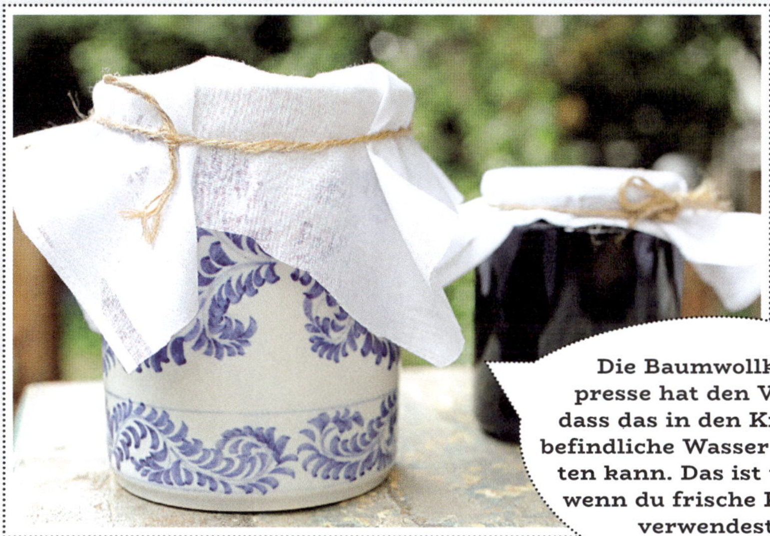

**Die Baumwollkompresse hat den Vorteil, dass das in den Kräutern befindliche Wasser verdunsten kann. Das ist wichtig, wenn du frische Kräuter verwendest.**

Schon nach 3–4 Tagen sind die meisten Wirkstoffe ausgezogen. Manche Wirkstoffe benötigen allerdings etwas längere Extraktionszeiten (7 Tage).

- → Beende die Extraktionszeit nach 1 Woche: Filtere dein Öl durch ein Feinsieb und danach durch einen Kaffeefilter. Den Filter musst du eventuell mehrmals wechseln, weil er schnell verstopft.
- → Fülle dein Öl in eine dunkle Flasche und beschrifte sie.
- → Lagere das Heilöl kühl, dunkel und gut verschlossen.

**TIPP**

Da das Öl und die eingelegten Heilpflanzen vor allem durch UV-Licht geschädigt werden, ist es wichtig, dass du ein lichtgeschütztes Auszugsgefäß verwendest.

Je nach verwendetem Basisöl ist dein Auszug zwischen 6 und 12 Monaten haltbar.

## Wenn die Sonne fehlt

... dann kommt der Heißauszug ins Spiel. Dazu werden die zerkleinerten Kräuter und das Öl in eine feuerfeste Schüssel gegeben und im Wasserbad erwärmt. Das Gemisch wird dann für 2 Stunden bei maximal 60 °C auf Temperatur gehalten und immer wieder umgerührt.

**Das Extraktionsergebnis wird besser, ...**

- je wärmer die Auszugstemperatur ist (maximal 50 °C bei Warmauszug, 60 °C bei Heißauszug, 65 °C, falls du Harze wie zum Beispiel Fichtenharz im Öl ausziehen willst),
- je kleiner die Pflanzenteile sind und je mehr Bewegung stattfindet.

**Wenn du dem fertigen Ölauszug etwas ätherisches Öl zusetzt (Menge maximal 1–2 % der Ölmenge), kannst du die gewünschte Wirkung deines Produkts sowie die Haltbarkeit erhöhen.**

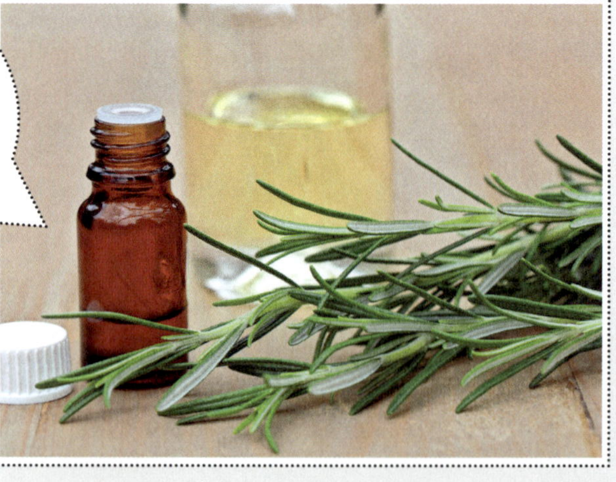

# DEIN EIGENES HEILÖL

**Jetzt bist du dran: Teste mit Heilpflanzen deiner Wahl den Warmauszug (→ Seite 82) in der Sonne und dokumentiere deine Ergebnisse!**

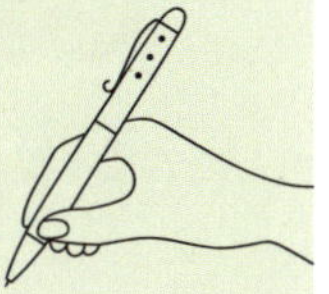

| | |
|---|---|
| Diese Heilpflanzen will ich für mein Heilöl verwenden: | |
| Diese Öle will ich verwenden: | |
| Menge Pflanzen: | |
| Menge Öl(e): | |
| So lange durfte mein Öl in der Sonne stehen: | |
| Temperaturbereich: | |
| Dieses ätherische Öl will ich zusetzen: | |
| Ergebnis: | ☆☆☆☆☆ |
| Das würde ich beim nächsten Mal anders machen: | |

| Checkliste | | | |
|---|---|---|---|
| **Tag 1** | ______ °C ☐ | ______ °C ☐ | ______ °C ☐ |
| **Tag 2** | ______ °C ☐ | ______ °C ☐ | ______ °C ☐ |
| **Tag 3** | ______ °C ☐ | ______ °C ☐ | ______ °C ☐ |
| **Tag 4** | ______ °C ☐ | ______ °C ☐ | ______ °C ☐ |
| **Tag 5** | ______ °C ☐ | ______ °C ☐ | ______ °C ☐ |
| **Tag 6** | ______ °C ☐ | ______ °C ☐ | ______ °C ☐ |

diese Seite als Download:

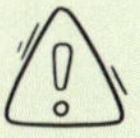

Nutze nur Heilpflanzen, die fettlösliche Wirkstoffe enthalten.

Trage die Temperatur ein und hake nach dem Umrühren ab

# Grundrezept Heilbad

Mit einem Thymianbad kannst du zum Beispiel eine aufkommende Erkältung lindern und mit Ringelblume und Kamille die entzündete Haut beruhigen.

**Ein warmes Bad ist pure Entspannung für Körper, Geist und Seele. Es hilft dabei, Stress abzubauen und das innere Gleichgewicht herzustellen – da braucht es eigentlich nicht einmal Kerzenschein und Meditationsmusik. Und mit den richtigen Zutaten kann es sogar ein wertvolles Hausmittel werden.**

Die zugesetzten Kräuter oder ätherischen Öle wirken direkt auf der Haut, werden teilweise aber auch über die Haut resorbiert und über die Atemwege inhaliert.

| | Kräuter | ätherische Öle |
|---|---|---|
| anregend & belebend | Bohnenkraut, Pfefferminze, Rosmarin, Thymian | Grapefruit, Orange, Pfefferminze, Rosmarin, Thymian |
| entspannend & beruhigend | Baldrian, Hopfen, Kamille, Lavendel, Melisse, Rose | Kamille, Lavendel, Melisse Rose, Sandelholz |
| entzündungshemmend & pflegend | Kamille, Lavendel, Linde, Malve, Ringelblume, Schafgarbe | Kamille, Lavendel, Schafgarbe |
| sinnlich & harmonisierend | Rose | Jasmin, Patchouli, Rose, Ylang-Ylang |

## So wird's gemacht:

- Bereite aus den Kräutern und dem heißen Wasser einen Tee zu.
- Nach 5–10 Minuten Ziehzeit filtere den Tee in das Badewasser ab.
- Die Wirkung der Kräuter kannst du nun noch mit ätherischen Ölen verbessern. Da Öle nicht wasserlöslich sind, werden sie in 200 ml Milch oder Sahne oder 5 EL Bienenhonig emulgiert: Mische die Öle damit und gib alles in die Badewanne.

DU BRAUCHST:

- 50–80 g getrocknete Kräuter
- 2–3 l heißes Wasser

OPTIONAL:

- 5–10 Tropfen ätherische Öle
- 200 ml Milch oder Sahne oder 5 EL Bienenhonig

## Das solltest du beachten

- Die Badedauer von 15–20 Minuten besser nicht überschreiten.
- Anschließend Bettruhe, weil es die Wirkung des Kräuterbades verstärkt.
- Ideale Wassertemperatur: 34–36 °C.

Beispiel: Mischung für ein entspannendes Kräuterbad

TEE:
30 g Melisse
20 g Lavendelblüten
10 g Malvenblüten

Ein starker Tee aus Malvenblüten allein färbt das Badewasser wunderschön.

ÖL:
5 Tropfen Lavendelöl
1 Tropfen Melissenöl oder Rosenöl
200 ml Sahne

TIPP

Dein Heilöl von Seite 82–85 kannst du übrigens auch gut als Badezusatz verwenden. Nimm 4–5 EL für ein Vollbad.

## DER GROSSE BADEZUSATZ-TEST

**Du badest gern? Dann ist dieser Test für dich ein Traum. Vielleicht brauchst du dafür nur zwei Monate, einen Winter oder mehrere Jahre: Es gibt keine Zeitvorgabe.**

| | | Ich habe mich entschieden für: |
|---|---|---|
| **Bist du müde oder hast einen niedrigen Blutdruck?** | Bohnenkraut<br>Grapefruit<br>Orangenöl<br>Pfefferminze<br>Rosmarin<br>Thymian | Kräuter: ______<br>______<br>ätherische Öle: ______<br>______ |
| **Du fühlst dich gestresst und hibbelig oder fällt es dir schwer abends einzuschlafen?** | Baldrian<br>Hopfen<br>Kamille<br>Lavendel<br>Melisse<br>Sandelholz | Kräuter: ______<br>______<br>ätherische Öle: ______<br>______ |
| **Du hast trockene oder sogar rissige Haut?** | Kamille<br>Lavendel<br>Linde<br>Malve<br>Ringelblume<br>Schafgarbe | Kräuter: ______<br>______<br>ätherische Öle: ______<br>______ |
| **Du willst einfach nur relaxen oder die Romantik zu zweit genießen?** | Jasmin<br>Patchouli<br>Rose<br>Ylang-Ylang | Kräuter: ______<br>______<br>ätherische Öle: ______<br>______ |

Wenn dir danach ist oder du bestimmte Beschwerden hast, dann teste eine entsprechende Kräutermischung – und halte danach fest, ob du's wieder tun würdest.

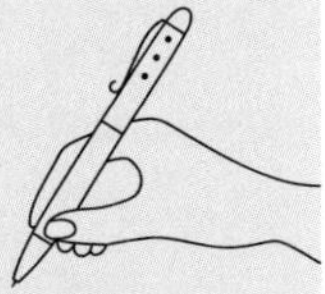

| So warm war mein Wasser: | So lange war ich in der Wanne: | Wiederholung garantiert? |
|---|---|---|
| | | ☐ Ja<br>☐ Nein |
| | | ☐ Ja<br>☐ Nein |
| | | ☐ Ja<br>☐ Nein |
| | | ☐ Ja<br>☐ Nein |

# Grundrezept Salbe

**Salben haben den Vorteil, dass sie sehr sparsam eingesetzt werden können. Wenn du sie nach dem Waschen oder Duschen in die noch feuchte Haut einreibst, werden sie schneller aufgenommen.**

DU BRAUCHST:

100 ml Ölmazerat (→ Seite 80)
5–15 g Bienenwachs

OPTIONAL:

ggf. 10 g Lanolin anhydrid
10–40 Tropfen ätherisches Öl
4–12 ml Heilpflanzentinktur (1 ml entspricht etwa 20 Tropfen)

Lanolin, das Wollfett der Schafe, kann viel Wasser binden, sodass du der Salbe zur Wirkstoffverstärkung noch eine Heilpflanzentinktur (→ Seite 74) zugeben kannst.

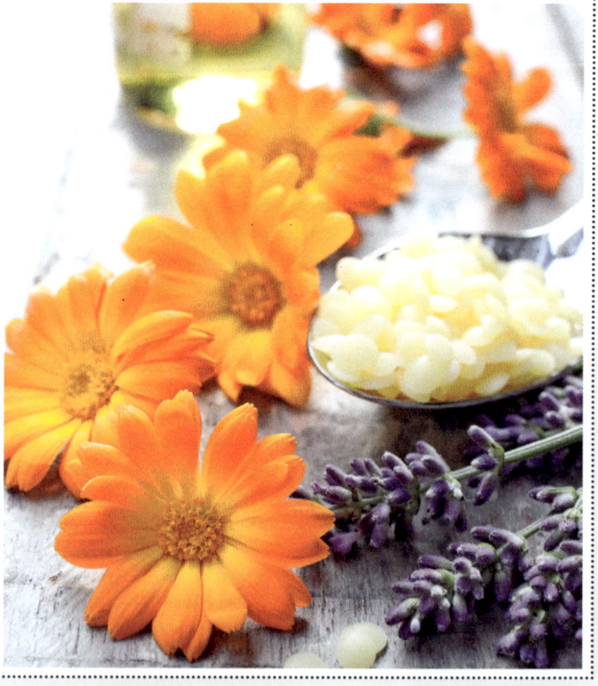

Salben herzustellen ist schon eine duftend wohltuende Beschäftigung.

## So wird's gemacht:

- Fülle in einen größeren Topf etwa 5 cm Wasser ein und lass es 65–70 °C heiß werden.
- Verfestige in diesem Wasserbad deinen Ölauszug (→ Seite 80) durch Zugabe von Bienenwachs – je nachdem, wie fest du deine Salbe haben willst, nimmst du einfach mehr oder weniger Wachs: Gib beides in ein Becherglas und erwärme es im Wasserbad auf etwa 62 °C, bis das Wachs geschmolzen ist. Das dauert ungefähr 2 Minuten. Wenn du Lanolin verwendest, schmilzt du es gleichzeitig mit dem Bienenwachs ein.
- Kontrolliere dabei regelmäßig die Temperatur, damit das Öl nicht zu heiß wird.
- Nimm das Glas anschließend aus dem Wasserbad und lass es abkühlen. Rühre dabei weiter. Sobald die Temperatur unter 40 °C gesunken ist, wird der Ölauszug durch das fester werdende Wachs etwas trüb und cremig.
- Jetzt kannst du, falls gewünscht, dein ätherisches Öl oder deine Tinktur einrühren. Erwärme die Tinktur vor dem Einrühren am besten ebenfalls auf 35–40 °C.
- Fülle die fertige Salbe noch warm in desinfizierte Salbendöschen oder Gläschen und decke es mit einem sauberen Einmaltuch ab.
- Wenn die Salbe fest geworden ist, verschließe und beschrifte das Gefäß.

**Wenn dich das Rühren von Salben und Cremes näher interessiert, empfehle ich dir das Buch „Öle, Cremes und Salben aus Heilpflanzen", das im Ulmer Verlag erschienen ist.**

Die Haltbarkeit hängt davon ab, wie lange die Öle haltbar sind, die du verwendet hast.

Im Video zeige ich dir, wie du einen Ringelblumenbalsam herstellst:

# Grundrezept Creme

FÜR DIE FETTPHASE BRAUCHST DU:

45 ml Öle oder Ölmazerate (→ Seite 80)
10–20 g Lanolin anhydrid (als Emulgator)
4–6 g Bienenwachs
4–6 g Fette (zum Beispiel das hitzebeständige Kokosöl) oder Pflanzenbutter (zum Beispiel Sheabutter oder Kakaobutter)

FÜR DIE WASSERPHASE BRAUCHST DU:

40–45 ml Hydrolat, Heilpflanzentinktur (→ Seite 74) oder Teeaufguss
optional zur Wirkungsverstärkung: 12–20 Tropfen ätherisches Öl

**Cremes haben im Unterschied zu Salben einen beachtlichen Wasseranteil, wodurch sie sich leichter verteilen lassen und schneller in die Haut einziehen. Durch den Wasseranteil sind sie aber nicht ganz so einfach herzustellen wie Salben. Das Emulgieren erfordert mehr Aufmerksamkeit und Geduld. Es ist deshalb sinnvoll, dass du gleich zu Beginn alle benötigten Zutaten abwiegst und bereitstellst.**

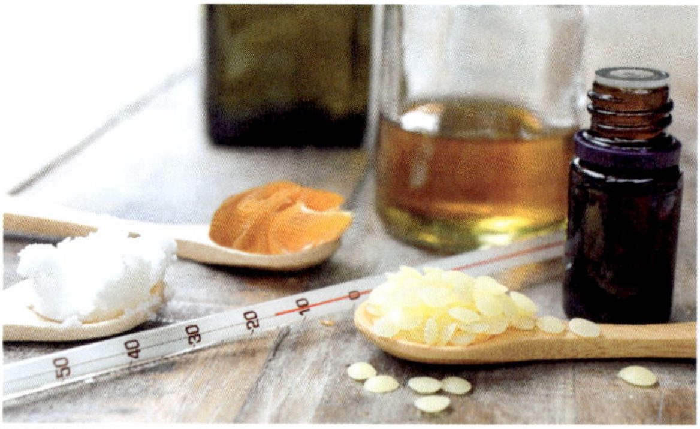


Über die Wasserphase kannst du wasserlösliche Wirkstoffe in die Creme einarbeiten. Wenn du zum Beispiel einen Ölauszug aus Spitzwegerichblättern gemacht hast, kannst du nun noch mithilfe eines Spitzwegerichtees oder einer Spitzwegerichtinktur die Wirkstoffe dazubringen, die sich im Öl nicht gelöst haben.

## So wird's gemacht:

- Für die Fettphase gib Bienenwachs, Lanolin, die hitzebeständigen Fette und Öle in ein Becherglas und erwärme es im Wasserbad auf ca. 62 °C. Die Bestandteile werden geschmolzen – das dauert zwischen 2 und 3 Minuten.
- Für die Wasserphase erhitze in einem separaten Becherglas Tee, Tinktur oder Hydrolat ebenfalls auf etwa 62 °C. Am besten stellst du es einfach mit der Fettphase ins gleiche Wasserbad: Beide müssen unbedingt die gleiche Temperatur haben, um sich optimal miteinander zu verbinden. (Bei hitzeempfindlicher Butter darfst du die Wasserphase nur auf 40 °C erwärmen.)
- Wenn die Fettphase geschmolzen ist und auch die Wasserphase die benötigte Temperatur erreicht hat, nimmst du sie aus dem Wasserbad. Rühre die Wasserphase nun langsam in einem feinen Strahl („schlückchenweise“) in die Fettphase ein (niemals umgekehrt!). Ähnlich wie bei einer Mayonnaise musst du so lange rühren oder schlagen, bis die Creme zu einer homogenen Masse emulgiert. Die Creme wird zunächst milchig, dann allmählich fester. Rühre dann mit einem Glasstäbchen oder einem Löffel so lange weiter, bis die geschmeidige Creme auf unter 40 °C abgekühlt ist.
- Jetzt kannst du die ätherischen Öle unterrühren.
- Rühre sanft weiter, bis die Creme fast abgekühlt ist.
- Fülle deine Creme dann in desinfizierte Döschen ab und lass sie noch einige Stunden „ausschwitzen“, bevor du den Deckel draufmachst.
- Stell die Creme in den Kühlschrank.

Wenn du allerdings ein hitzeempfindliches Fett wie Sheabutter oder Kakaobutter hast, dann gib es erst nach dem Abkühlen der Fettphase auf 40 °C dazu.

**TIPP**

Am besten funktioniert das Mischen mit einem Handrührgerät, einem Mini-Mixer oder einem elektrischen Milchaufschäumer auf kleinster Stufe, aber es geht auch sehr gut per Hand – hohe Drehzahlen sind eh nicht gewünscht.

Im Video zeige ich dir, wie du eine Rosenblütencreme herstellst:

Im Kühlschrank hält sich die Creme 2–3 Wochen. Wenn du für die Wasserphase mindestens 15 ml Heilpflanzentinktur verwendet hast, hält sie sich sogar 10–12 Wochen.

# Grundrezept Räuchern

Verwenden kannst du Früchte, Blätter, Blüten, Rinde, Holzspäne und Harze.

**Nein, nein, ich erkläre dir hier nicht, wie du einen Schinken räucherst. Wenn du an Räucherstäbchen denkst, bist du schon näher dran. Mit Räuchern kannst du eine besinnliche Atmosphäre erzeugen und für Wohlbefinden sorgen.**

Weil mit dem Strauch Berberitze (*Berberis vulgaris*) traditionell Glück und Wohlstand verbunden wird und beides ja nie schaden kann, erkläre ich dir das Räuchern hier anhand von diesem Beispiel. Berberitze kannst du zwischen Ende August und Ende September sammeln – du brauchst:

4 TL getrocknete Berberitzenfrüchte
2 TL getrocknete Berberitzenblätter
1 TL getrocknetes Eisenkraut (*Verbena officinalis*)
Räucherkohle oder Räucherstövchen

Lege die Räucherkohle unbedingt auf eine feuerfeste Unterlage, in eine Räucherschale oder auf Räuchersand! Sobald die Kohle weiß glüht, kannst du die Harze und Kräuter darauflegen.

## So wird's gemacht:

- Zerkleinere alle Zutaten grob im Mörser und vermische sie.
- Gib 1 TL davon auf die Räucherkohle oder auf das Räucherstövchen.
- Der angenehm fruchtige Duft soll Glück und Wohlstand anziehen. Ich drücke dir die Daumen!

## Magischer Rauch

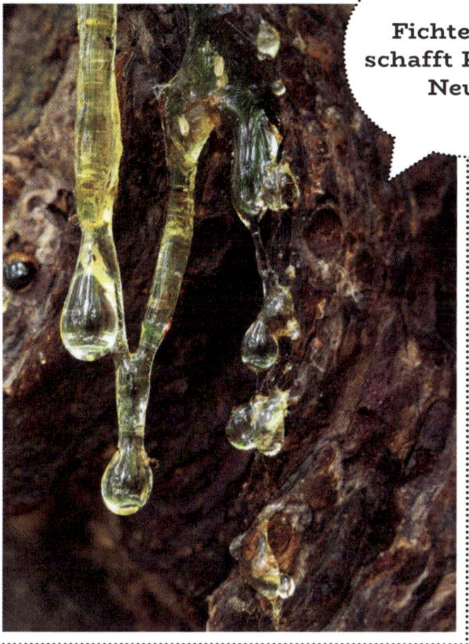

Fichtenharz schafft Platz für Neues.

Räuchern hat eine uralte Tradition. Es war früher unverzichtbarer Bestandteil kultischer Rituale. Der Rauch diente sowohl sakralen Zwecken als auch dem Schutz- und Abwehrzauber, um dämonische Einflüsse fernzuhalten.
Wenn du dich für solche archaischen Rituale interessierst, ist das Räuchern vielleicht genau das Richtige für dich. Der kräftig grüne Duft des „Waldweihrauchs" (Fichtenharz) zum Beispiel soll Altes beseitigen und Platz für Neues schaffen – man hat damit schon das eine oder andere Krankenzimmer „gereinigt" – und eignet sich damit gut im Winter rund um den Jahreswechsel.
Das Räuchern mit Baumharzen ist so alt wie das Feuer selbst. Schon unsere steinzeitlichen Vorfahren legten vermutlich Räucherwerk auf die glühenden Holzstücke des Lagerfeuers. Beides, offenes Feuer und Räucherrituale, übt auch heute noch auf viele Menschen eine starke Faszination aus. Vielleicht hast du Lust, es mal auszuprobieren?

TIPP

**Räucherkohle vs. Räucherstövchen**

Das Räuchern auf Räucherkohle ist die klassische Methode. Dabei entwickelt sich aber viel Rauch – das solltest du im Innenraum bedenken (Rauchmelder!). Bei einem Räucherstövchen legst du die Räucherware auf ein feinmaschiges Sieb direkt über der Kerze. Bei dieser Variante ist die Rauchentwicklung viel dezenter.

## WÜNSCH DIR WAS

**Suche dir aus den folgenden Benefits etwas aus und teste damit das Räuchern.**

| | |
|---|---|
| Glück & Wohlstand | 4 TL getrocknete Berberitzen<br>2 TL getrocknete Berberitzenblätter<br>1 TL getrocknetes Eisenkraut |
| Kraft, Stärke & Mut | 2 TL getrocknete Eichenrinde<br>2 TL getrocknete Eichenblätter<br>1 TL getrocknete Mistel<br>1 TL Fichtenharz |
| Schutz, Reinigung & Belebung | 2 TL Fichtenharz<br>2 TL getrocknete Fichtennadeln<br>1 TL getrocknete Wacholderbeeren<br>½ TL Weihrauch |
| Schutz & Heilung | 2 TL getrocknete Weißdornblüten<br>2 TL getrocknete Weißdornblätter<br>1 TL getrocknete Holunderblüten<br>1 TL getrocknete Rosenblüten |

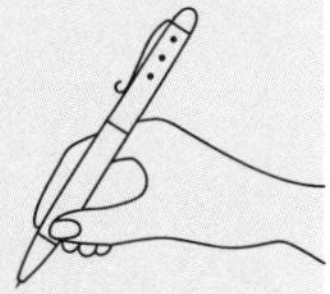

Bewerte, wie gut dir das Räuchern damit gefallen hat!

| | |
|---|---|
| Schutz & Geborgenheit ☆☆☆☆☆ | 3 TL getrocknete Kiefernnadeln, klein geschnitten<br>1 TL Kiefernrinde (Späne)<br>1 TL zerkleinerte geschlossene Kiefernzapfen |
| Neuanfang, Intuition & Feinfühligkeit ☆☆☆☆☆ | 2 TL getrocknete Lärchennadeln<br>2 TL Lärchenrinde oder Lärchenholzspäne<br>1 TL junge, getrocknete Lärchenzapfen<br>1 TL Fichtenharz |
| Selbstvertrauen ☆☆☆☆☆ | 4 TL getrocknete Vogelbeeren<br>2 TL Fichtenharz<br>1 TL getrocknete Rosenblüten |
| Reinigung, Desinfektion & Schutz vor negativen Einflüssen ☆☆☆☆☆ | 2 Teile getrocknete Wacholderzweige (Nadeln und Holz)<br>1 Teil getrocknete Wacholderbeeren<br>1 Teil Fichtenharz |

Online gibt es viele gute Shops, die auf Räucherwerk spezialisiert sind und bei denen du deine Zutaten bestellen kannst. Manche kannst du natürlich auch leicht selbst sammeln und trocknen, zum Beispiel Fichtenharz, schließlich ist in unseren Wäldern fast jeder vierte Baum eine Fichte.

# Grundrezept Smoothie

zum Beispiel Brennnessel, Löwenzahn, Giersch

DU BRAUCHST:
150 g essbare Wildpflanzen
2 Bananen
1 Apfel
Saft von ½ Zitrone
150–200 ml Flüssigkeit (Wasser, Orangensaft, Hafermilch oder Reismilch)

**Smoothies sind supereasy herzustellen – und damit eine prima Möglichkeit, dich mit Vitaminen und anderer Pflanzenpower zur versorgen.**

Ein idealer Frühlingsdrink ist zum Beispiel ein Smoothie mit zarten Birkenblättern (gibt's im Mai) und frischen Wildkräutern. Er schmeckt nicht nur lecker, sondern bringt deinen Stoffwechsel auch ordentlich auf Trab.

## So wird's gemacht:

→ Alle Zutaten in einen Mixer geben und so lange pürieren, bis ein cremiger Drink entstanden ist. Je nachdem, wie „smooth" er sein soll, kannst du die Flüssigkeitszugabe verändern.

Zutaten für meinen ganz persönlichen Lieblingssmoothie:

______________________________

______________________________

______________________________

______________________________

______________________________

______________________________

______________________________

**TIPP**

Du kannst bei Smoothies auch wunderbar mit Gewürzen experimentieren, wie mit Chili, Ingwer, Zimt oder Vanille. Oder du machst ihn mit Haferflocken und Nüssen noch gehaltvoller.

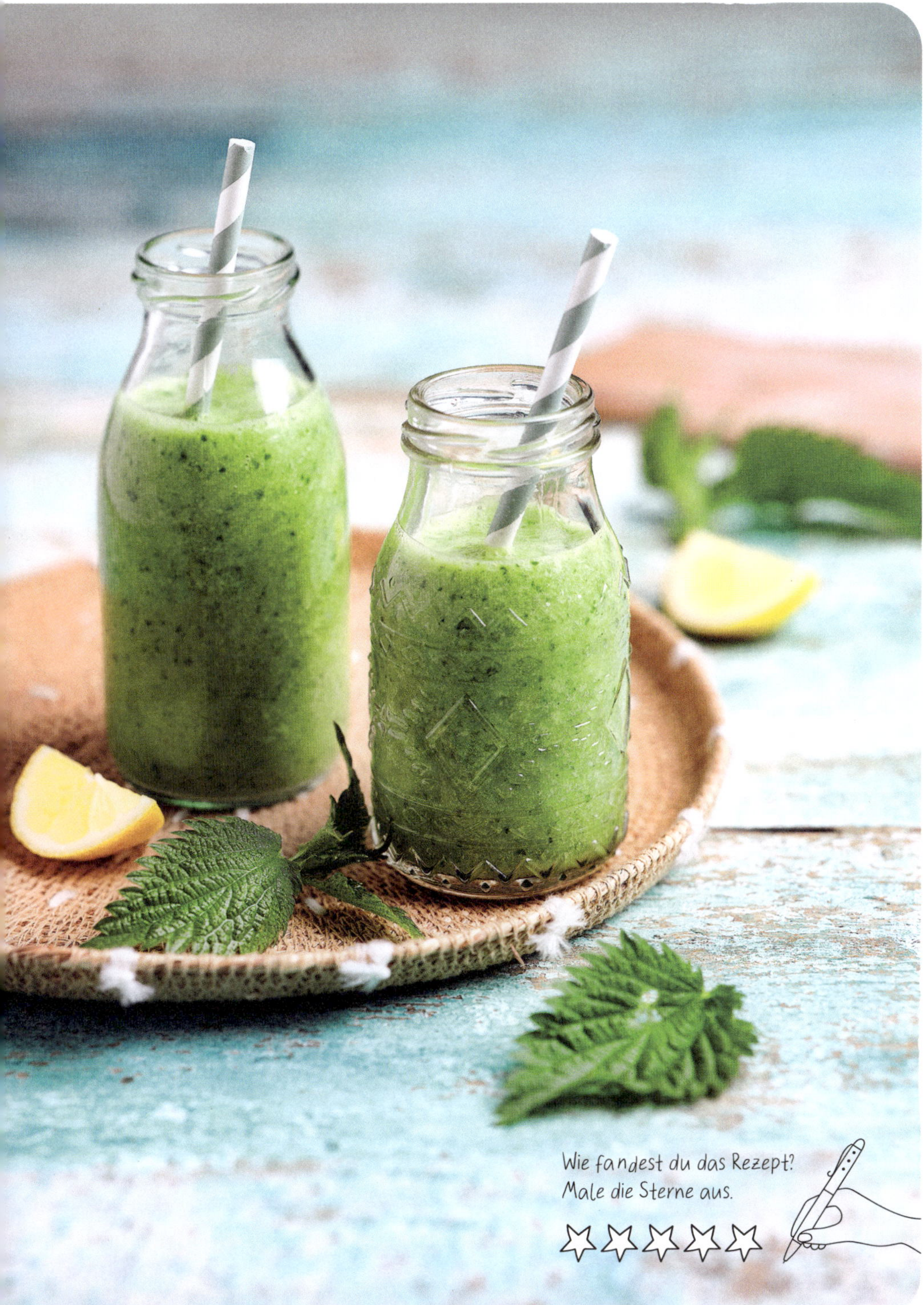

Wie fandest du das Rezept?
Male die Sterne aus.

LEVEL 3

# VERWÖHNEN & heilen

Nachdem du deine ersten Versuche mit den Grundrezepten hinter dir hast, bist du bereit für das finale Level. Jetzt geht es ans Bekämpfen konkreter Beschwerden und natürlich auch ums Verwöhnen, von Kopf bis Fuß. Ich zeige dir bei jedem Thema einzelne Rezepte, die du testen kannst.

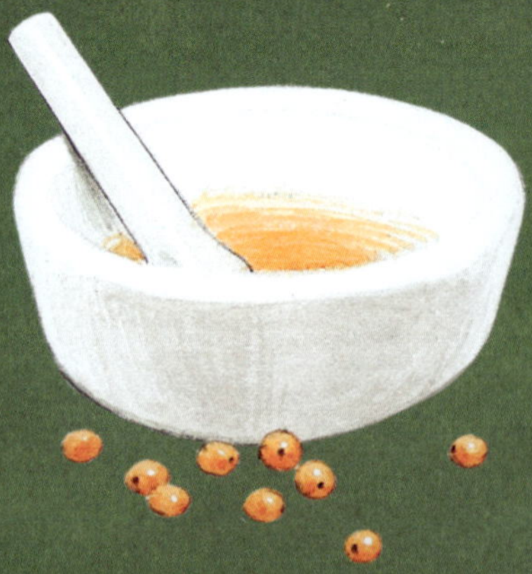

INHALT | SEITE | GECHECKT



Kreuze die Kästchen an, wenn du das Thema gelesen hast...

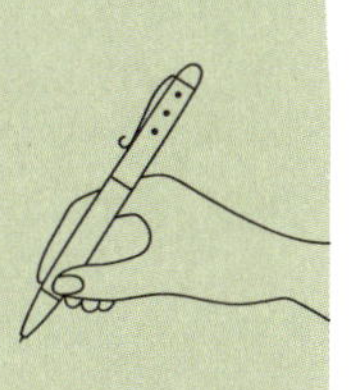

# Schnelle Hilfe für den Kopf

Nahrungsmittel, Stress oder Sorgen, Fehlhaltungen (zum Beispiel vor dem Computer), Muskelverspannungen, hormonelle Einflüsse, ein gestörter Schlafrhythmus: Vieles kommt als Auslöser infrage.

**Kopfschmerzen können viele Ursachen haben, und es gibt so viele Arten davon. Nicht immer kann die Natur es richten, aber es ist doch einen Versuch wert, oder was meinst du?**

Wenn du plötzlich starke Kopfschmerzen bekommst, sie lange dauern oder wenn du Bewusstseins- und Sehstörungen oder sogar Lähmungen hast, suche auf jeden Fall einen Arzt oder eine Ärztin auf.

Wenn du deinem Kopfschmerz den Kampf ansagen willst, bisher aber nichts wirklich gewirkt hat außer den klassischen Kopfschmerztabletten, empfehle ich dir, systematisch an die Sache ranzugehen, verschiedenes auszuprobieren und deine Erfahrungen zu dokumentieren.
Auf Seite 105 findest du dein Tool für die nächsten Wochen: Kopfschmerz-Tagebuch und Behandlungsbogen in einem. Vielleicht entdeckst du auf diese Weise gewisse Muster oder das Mittel, das bei dir Wunder wirkt. Und wenn nicht, bist du mit dem Tagebuch immerhin perfekt für deinen Arzttermin vorbereitet.

Dafür solltest du die Tage, an denen du Kopfschmerzen hattest, noch in einem Monatskalender ankreuzen.

Zuerst will ich dir ein paar Mittelchen vorstellen, die du in den nächsten Wochen testen und dokumentieren kannst. Das Beste ist, du testest sie jeweils nicht nur einmal, sondern mehrere Male direkt nacheinander. Denn oft spielt die Dauer der Anwendung eine wichtige Rolle.

## Anti-Kopfschmerz-Aromaöl-Roller

Das ätherische Öl der Pfefferminze in diesem Aromaöl-Roller erregt die Kälterezeptoren der Haut und blockiert dadurch die Schmerzleitung. Außerdem fördert das ätherische Öl die Durchblutung und wirkt somit krampflösend auf die verspannte Muskulatur. Es eignet sich insbesondere bei Spannungskopfschmerzen.

Studien konnten nachweisen, dass Pfefferminzöl bei Kopfschmerzen genauso effizient wirkt wie die Standard-Schmerzmittel Aspirin und Paracetamol (je 2 x 500 mg).

### So wird's gemacht:

→ Einfach alles in die Roll-on-Flasche geben und gut durchschütteln.

→ Je nachdem, wo der Schmerz sitzt, reibe mit dem Roller Stirn, Schläfen oder Nacken ein. Achte aber darauf, dass nichts in die Augen gelangt.

DU BRAUCHST:

10 ml Jojobaöl
12 Tropfen ätherisches Pfefferminzöl
3 Tropfen ätherisches Lavendelöl
1 kleines Roll-on-Fläschchen (10 ml)

Wenn du eine andere Wirkung willst, ersetze einfach das Minz- und Lavendelöl gegen passende ätherische Öle (→ Seite 16/17) und trage das Roll-on zum Beispiel auf die Schläfen, die Handgelenke, an den Seiten des Halses oder direkt unterhalb der Nase auf.

- **konzentrationsfördernd**: Bergamotte, Grapefruit, Pfefferminze, Rosmarin, Ysop, Zitrone
- **beruhigend:** Lavendel, Mandarine, Melisse, Neroli, Orange, Rose, Rosengeranie, Römische Kamille, Sandelholz
- **stimmungsaufhellend:** Bergamotte, Lavendel, Orange, Muskatellersalbei, Rose, Neroli, Vanille
- **belebend:** Grapefruit, Lemongras, Rosmarin, Zitrone
- **sinnlich:** Jasmin, Patchouli, Rose, Sandelholz, Ylang-Ylang, Zimt

Der Kopfschmerz-Roller ist mindestens 12 Monate haltbar.

## Anti-Kopfschmerz-Tinktur (1)

Mädesüß und Weidenrinde sind mit ihren schmerzlindernden Wirkstoffen sehr hilfreich bei Kopfschmerzen und bei Erkältungskrankheiten.

DU BRAUCHST:

20 g getrocknetes Mädesüß (Blüte)
15 g getrocknete Weide (Rinde)
15 g getrockneten Lavendel (Blüte)
280 ml Ethanol 40 % oder Spirituose 38–40 %

### So wird's gemacht:

- → Bereite die Tinktur zu, wie auf Seite 75 beschrieben.
- → Nimm 3 x täglich 30 Tropfen.

## Anti-Kopfschmerz-Tinktur (2)

Das krampflösende und schmerzstillende Mutterkraut wirkt unterstützend bei Migräne. Zur Migräneprophylaxe nimmt man täglich über 12 Wochen 30–40 Tropfen.

DU BRAUCHST:

60 g frisches Mutterkraut (Kraut)
170 ml Ethanol 70 %

### So wird's gemacht:

- → Bereite die Tinktur zu, wie auf Seite 75 beschrieben.
- → Nimm am Vormittag 30–40 Tropfen. Bei akuten Beschwerden nimm stündlich 5 Tropfen.

Tinkturen können problemlos 2–3 Jahre genutzt werden.

## Anti-Spannungskopfschmerz-Badezusatz

Die ätherischen Öle Lavendel und Rose fördern die Entspannung – Rosmarin und Fichtennadel die Durchblutung. Beide Wirkungen kannst du ausprobieren. Fürs Herstellen orientiere dich am Grundrezept auf Seite 87.

# MEIN KOPFSCHMERZ-TAGEBUCH

Verlauf und Symptome: ______________________________

______________________________

Gegessen habe ich gestern/heute: ______________________________

______________________________

______________________________

Gemacht habe ich gestern/heute (berufliche und andere Tätigkeiten): ______________________________

______________________________

______________________________

Wenn ich mich körperlich betätigt habe, wurde der Kopfschmerz schlimmer: ☐ Ja ☐ Nein

Meine letzte Menstruation war am: ______________________________

Datum: ______________

Uhrzeit, zu der der Kopfschmerz anfängt:
_______ Uhr

Uhrzeit, zu der der Kopfschmerz sein Maximum erreicht hat:
_______ Uhr

Stärke: ☐ ☐ ☐ ☐ ☐

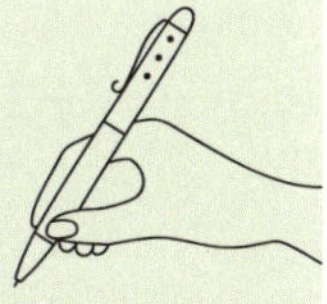

Folgendes Gegenmittel habe ich ausprobiert: ______________

______________________________

und zwar um _______ Uhr

☐ Eine Verbesserung trat ein gegen _______ Uhr.

☐ Meine Kopfschmerzen wurden leider nicht weniger.

Kreuze an!

So finde ich das ausprobierte Gegenmittel:

→ Aufwand der Zubereitung: ☆☆☆☆☆

→ Komfort der Anwendung: ☆☆☆☆☆

→ Wirkung: ☆☆☆☆☆

→ Wiederholungswürdig? ☐ Ja ☐ Nein

diese Seite als Download:

## Den Kopf überlisten

Du bist müde, aber deine To-do-Liste für heute ist noch lang? Du würdest gerne einfach nur schlafen, aber dein Kopf erinnert dich immerzu an die Termine, die morgen anstehen? Oder bist du heute irgendwie eine trübe Tasse und kannst dir nicht erklären, warum? Auf den Seiten 28–30 findest du, was bei Müdigkeit, Konzentrationsproblemen, Stimmungstiefs, Unruhe, Schlafproblemen & Co. gut helfen kann. Als Beispiel zeige ich dir hier eine Teemischung, die eine prima Einschlafhilfe ist:

DU BRAUCHST:
2 Teile Hopfenzapfen, 2 Teile Melissenblätter,
1 Teil Lavendelblüten

→ Die Zutaten zerkleinern und mischen.
→ 2 TL der Mischung in eine große Tasse geben, heißes Wasser dazugeben und 5 Minuten ziehen lassen.
→ Vor dem Schlafengehen in kleinen Schlucken trinken.

*Schmeckt etwas bitter, aber hilft!*

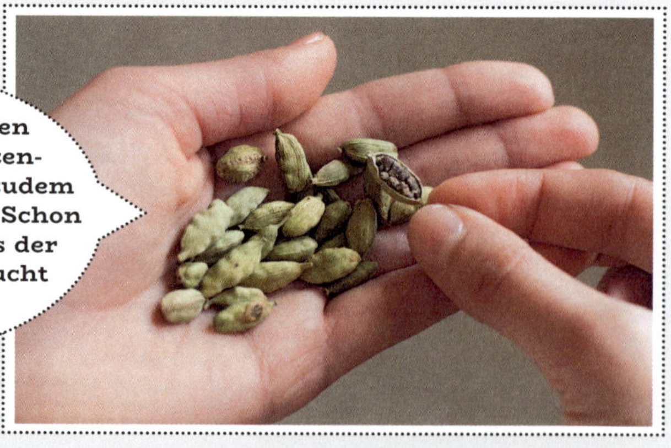
Kardamom kauen fördert die Konzentration und sorgt zudem für frischen Atem! Schon wenige Samen aus der grünen Kapselfrucht genügen.

# MEIN TESTBOGEN

**Teste, was bei dir gut gegen Müdigkeit, Konzentrationsprobleme, Stimmungstiefs, Unruhe und Schlafprobleme hilft (Pflanzen → Seiten 28–30, Rezepte → ab Seite 66), und dokumentiere deine Ergebnisse!**

Problem: ____________________

Gewünschte Wirkung: ____________________

Produktart: ____________________

Rezept von Seite: ____________________

Heilpflanze(n): ____________________

____________________

____________________

Uhrzeit der Anwendung: __________

☐ Eine Verbesserung trat ein gegen ______ Uhr.

☐ Ich konnte leider keine Verbesserung spüren.

So finde ich das ausprobierte Gegenmittel:

→ Aufwand der Zubereitung: ☆☆☆☆☆

→ Komfort der Anwendung: ☆☆☆☆☆

→ Wirkung: ☆☆☆☆☆

→ Wiederholungswürdig? ☐ Ja ☐ Nein

diese Seite als Download:

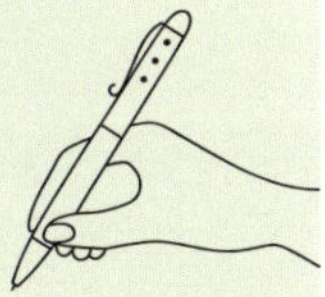

Kreuze an!

**TIPP**

Lege dir am besten einen Ordner mit deinen Lieblingserzeugnissen an, sortiert nach Problemen, bei denen sie helfen sollen, oder nach der gewünschten Wirkung.

# Erkältung ade!

**Ob bei Husten, Schnupfen oder Heiserkeit – jetzt ist schnelle Hilfe gefragt. Daher zeige ich dir hier gleich ein paar Rezepte:**

Der Balsam ist auch super zur Pflege von Händen und Füßen, weil er die Haut weich und geschmeidig macht.

## Balsam für rote Nasen

Dieser Balsam enthält wundheilungsfördernde und entzündungshemmende Zutaten wie Sheabutter und Lavendelöl. Deshalb ist er ideal für die wunde und gerötete Haut rund um die Nase. Er beruhigt aber auch wunderbar trockene, geschwollene oder gereizte Nasenschleimhäute am Naseneingang.

DU BRAUCHST:
30 g Kokosöl
20 g Sheabutter
4 Tropfen ätherisches Lavendelöl

### So wird's gemacht:

→ Die Fette im Wasserbad auf 35 °C erwärmen.
→ Das ätherische Öl einrühren und das Gemisch dann in Salbendöschen Salbendöschen füllen, im Kühlschrank aushärten lassen und verschließen.

Meine persönlichen Geheimtipps gegen Schnupfen:

Der Balsam ist mindestens 10 Monate haltbar.

## Essigauszug gegen Erkältung

Die eingesetzten Pflanzen wirken allesamt antibiotisch.

### So wird's gemacht:

- Die frischen Pflanzen mit einem Messer klein schneiden.
- Den Essig über die zerkleinerten Heilpflanzen gießen und 2 Wochen bei Zimmertemperatur und vor direkter Sonne geschützt stehen lassen. Mehrmals pro Tag umrühren. Achte darauf, dass keine Pflanzenteile aus dem Essig herausragen.
- Den Essig abfiltern.
- Nimm 3 x pro Tag 1 TL dieses Essigs in etwas Wasser oder Apfelsaft ein oder würze damit deinen Salat.

DU BRAUCHST:

30 g Salbei (Blatt)
20 g Thymian (Blatt)
20 g Rosmarin (Blatt)
10 g Lavendel (Blüte)
3 Knoblauchzehen (Knolle)
400 ml Weißweinessig

Auf 100 ml Essig brauchst du ca. 15–20 g frische Kräuter. Die Mengenangaben beziehen sich auf frische Pflanzen. Wenn du mit getrockneten Kräutern arbeiten willst, dann nimm die Hälfte der angegebenen Menge oder doppelt so viel Essig.

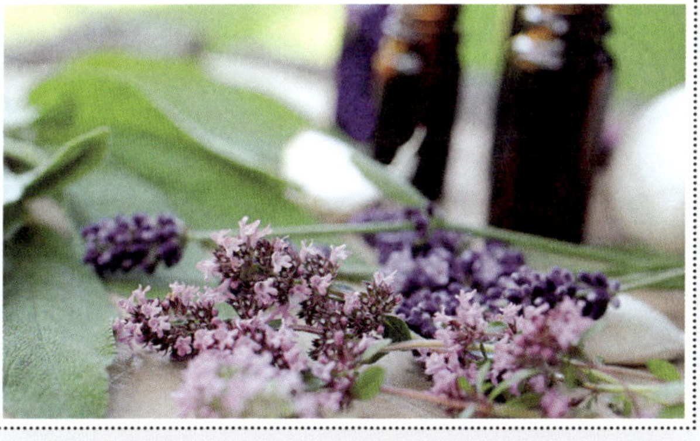

Der Essig hält sich ca. 1 Jahr.

**Wer hat's erfunden?**

Im Jahr 1630 sollen in Toulouse vier Diebe Pestkranke ausgeplündert haben, ohne sich dabei anzustecken. Als man sie fasste, stellte man sie vor die Alternative: entweder Todesstrafe oder Preisgabe des Geheimnisses, wie sie sich vor der Krankheit geschützt hatten. Sie verrieten das Rezept des Essigs, mit dem sie sich gewaschen und dessen Duft sie über einen Schwamm eingeatmet hätten. Daher wird dieses Rezept auch „Essig der vier Diebe" genannt.

## Holunderbeer-Erkältungselixier

Das Erkältungselixier enthält die antiviral wirksamen Säfte von Holunder- und Aroniafrüchten. Die Wirkung wird durch Ingwer und Vitamin-C-haltige Zutaten verstärkt. Besonders zu Beginn einer Erkältung ist das Elixier ein guter Helfer.

DU BRAUCHST:

1 kg von den Dolden gestreifte Holunderbeeren
200 ml Apfel- oder Orangensaft
50 g Ingwer, frisch gerieben
1 Zimtstange
50 ml Aroniasaft
Saft von ½ Zitrone
75 g Honig

### So wird's gemacht:

- → Holunderfrüchte im Topf etwas zerdrücken.
- → Dann mit Apfel- oder Orangensaft, Ingwer und zerkleinerter Zimtstange zum Kochen bringen.
- → Mit geschlossenem Deckel 10–15 Minuten bei geringer Hitze ziehen lassen.
- → Vom Herd nehmen. Aroniasaft, Zitronensaft und Honig zufügen und nochmals 10 Minuten ziehen lassen.
- → Anschließend durch ein sehr feines Sieb abtropfen lassen.
- → Zur Konservierung den Saft auf mindestens 80 °C erhitzen und heiß in sterile Flaschen abfüllen.
- → In Erkältungszeiten den antiviral wirksamen Saft erwärmen und in kleinen Schlucken trinken.

Holunderbeeren

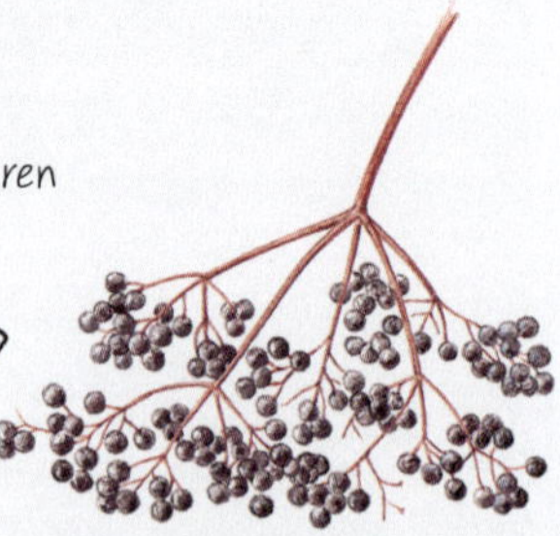

Das Elixier hält sich ungeöffnet mindestens 2 Jahre.

## Hustentinktur

Die in den Fichtenspitzen enthaltenen ätherischen Öle wirken schleimlösend und stärken das Immunsystem.

### So wird's gemacht:

→ Bereite die Tinktur zu, wie auf Seite 75 beschrieben.

→ Träufle davon 3 x pro Tag 15 Tropfen in deinen warmen Tee. Du kannst die Tropfen auch mit einem Löffel Honig einnehmen. In diesem Fall wirkt der Honig sogar verstärkend.

DU BRAUCHST:
30 g frische Fichtenspitzen (Maitriebe)
85 ml Wodka oder Korn

**TIPP**

Du kannst die Hustentinktur noch verbessern, indem du 5 g zerstoßene Fenchelfrüchte dazugibst.

Meine persönlichen Geheimtipps gegen Husten:

______________________________

______________________________

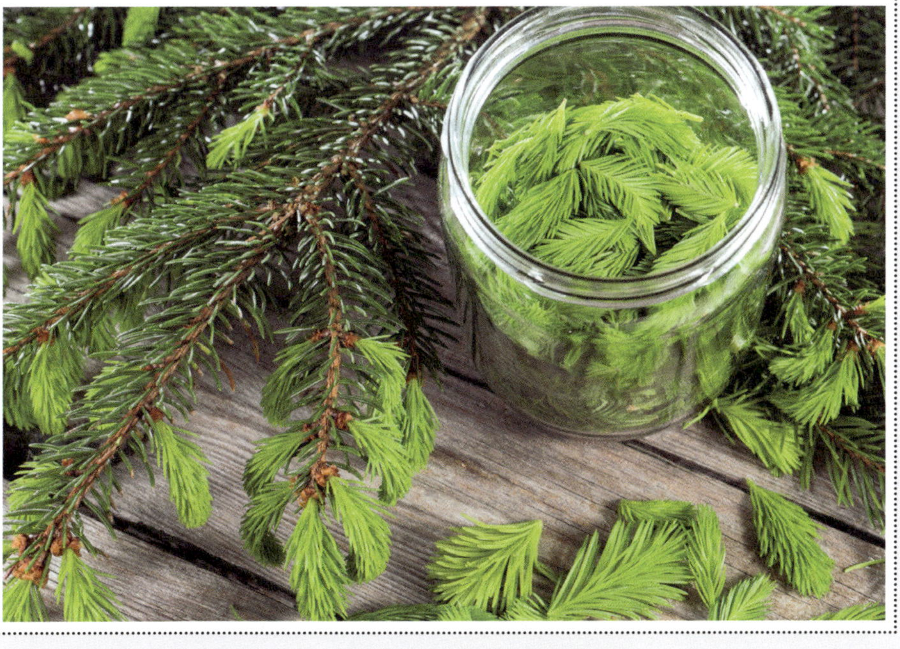

## Tee gegen Reizhusten

Die in den Kräutern enthaltenen Schleimstoffe wirken reizlindernd. Der Tee ist auch bei Halsschmerzen sehr hilfreich.

DU BRAUCHST:
2 Teile getrocknete Spitzwegerichblätter
2 Teile getrocknete Lindenblüten
1 Teil getrocknete Königskerzenblüten
1 Teil getrocknete Malvenblüten

### So wird's gemacht:

- Gib 2 TL der zerkleinerten Teemischung in eine große Tasse und überbrühe sie.
- Ziehzeit: 6–8 Minuten.
- Trinke davon 3 x pro Tag eine Tasse mit etwas Honig in kleinen Schlucken.

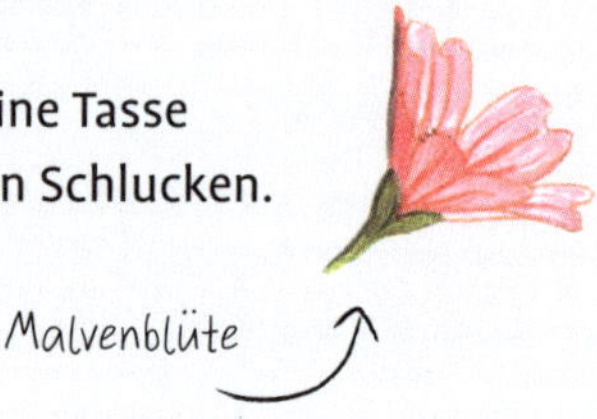


## Tee gegen festsitzenden Husten

Die in den Kräutern enthaltenen ätherischen Öle und Saponine besitzen eine schleimlösende und auswurffördernde Wirkung.

DU BRAUCHST:
2 Teile getrockneten Gundermann
2 Teile getrockneten Thymian
1 Teil getrocknete Fenchelfrüchte
1 Teil getrocknete Königskerzenblüten

### So wird's gemacht:

- Gib 2 TL der zerkleinerten Teemischung in eine große Tasse und überbrühe sie.
- Ziehzeit: 6–8 Minuten.
- Trinke davon 3 x pro Tag eine Tasse mit etwas Honig in kleinen Schlucken.

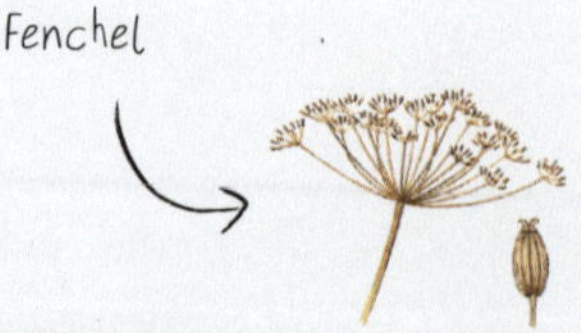

# MEIN TESTBOGEN

für den nächsten Winter

**Die Nase läuft, der Hals kratzt? Dann teste dich durch die Empfehlungen auf den vorigen Seiten und dokumentiere deine Ergebnisse!**

Problem: ______________________________

______________________________

______________________________

Gewünschte Wirkung: ______________________________

______________________________

______________________________

Rezept: ______________________________

______________________________

______________________________

☐ Eine Verbesserung trat ein nach ______ Tagen.

☐ Ich konnte leider keine Verbesserung spüren.

So finde ich das ausprobierte Gegenmittel:

→ Aufwand der Zubereitung: ☆☆☆☆☆

→ Komfort der Anwendung: ☆☆☆☆☆

→ Wirkung: ☆☆☆☆☆

→ Wiederholungswürdig? ☐ Ja ☐ Nein

diese Seite als Download:

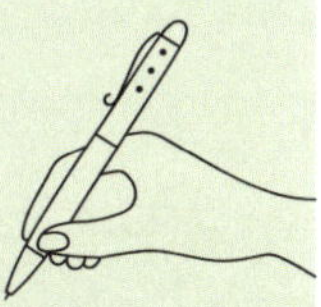

Kreuze an!

**TIPP**

Lege dir am besten einen Ordner mit deinen Lieblingserzeugnissen an, sortiert nach Problemen, bei denen sie helfen sollen, oder nach der gewünschten Wirkung.

# Fitte Muskeln ohne Schmerzen

**Auch der Schmerzroller von Seite 103 kann bei Muskelschmerzen zum Einsatz kommen.**

**Wenn es im Knie ziept oder der Rücken sich mal wieder bemerkbar macht, fehlt meistens vor allem eines: Bewegung. Also rauf aufs Fahrrad oder die Gymnastikmatte! Dehnen ist auch immer eine gute Idee oder ein Ausrollen mit Faszienball und -rolle. Unterstützen werden dich wohltuende Rezepte aus der Natur.**

## Chili-Massageöl

Dieses durchblutungsfördernde, schmerzlindernde und wärmende Massageöl ist ideal bei Muskelverspannungen und -schmerzen.

DU BRAUCHST:
100 ml Olivenöl
24 g frische oder 12 g getrocknete Chilischoten
5 g Wacholderbeeren

### So wird's gemacht:

→ Bereite einen Auszug zu, wie auf Seite 84 beschrieben: Zerkleinere die Chilischoten und den Wacholder im Mörser etwas und lass deinen Auszug für ca. 2 Stunden bei 60 °C im Wasserbad stehen.

Das Chili-Massageöl ist 10–12 Monate haltbar.

Nicht anwenden auf geschädigter oder gereizter Haut! Achte außerdem darauf, dass das Öl nicht in die Augen oder an Schleimhäute gelangt.

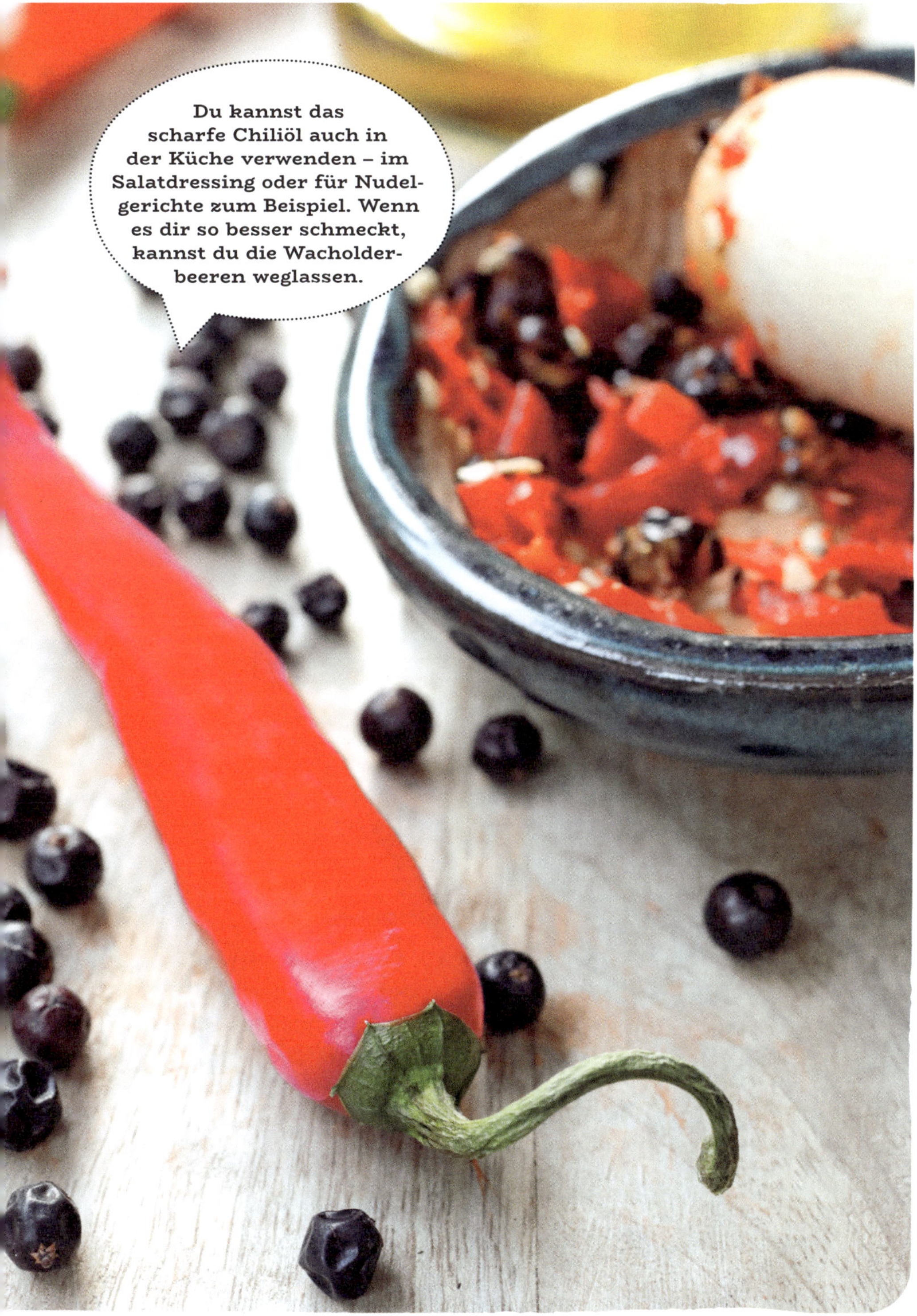

Du kannst das scharfe Chiliöl auch in der Küche verwenden – im Salatdressing oder für Nudelgerichte zum Beispiel. Wenn es dir so besser schmeckt, kannst du die Wacholderbeeren weglassen.

Hilft auch super gegen kalte Füße!

## Ingwersalbe

Ingwer fördert die Durchblutung – die Salbe ist damit genau richtig als Einreibung bei Rücken- und Gelenkschmerzen oder Muskelverspannungen. Die ätherischen Öle von Wacholder und Kampfer verstärken die durchwärmende Wirkung.

DU BRAUCHST:
110 g Kokosöl
25 g Ingwer, frisch
10 Tropfen ätherisches Wacholderbeeröl
5 Tropfen ätherisches Kampferöl

### So wird's gemacht:

→ Das Kokosöl im Wasserbad auf 55 °C erwärmen.
→ Den Ingwer fein reiben und in das Öl geben.
→ Das Mazerat 1–2 Stunden auf Temperatur halten.
→ Anschließend durch ein feines Sieb abfiltern und auf 40 °C abkühlen lassen.
→ Wacholderbeeröl und Kampferöl einrühren und anschließend das Gemisch in kleine Döschen füllen und im Kühlschrank abkühlen lassen.

Die Ingwersalbe ist mindestens 10 Monate haltbar.

## Weidentinktur

Weidenrinde wirkt schmerzstillend und entzündungshemmend – das ist prima bei Rückenschmerzen und rheumatischen Beschwerden.

DU BRAUCHST:
40 g getrocknete Weidenrinde
220 ml Ethanol 40 % oder eine vergleichbare Spirituose

### So wird's gemacht:

→ Bereite die Tinktur zu, wie auf Seite 75 beschrieben.
→ 3 x pro Tag 20–30 Tropfen (bei starken Schmerzen bis zu 5 x pro Tag 20–40 Tropfen) in etwas Flüssigkeit einnehmen.

Die Wirkung setzt erst nach 2–3 Stunden ein, da das enthaltene Salicin im Körper langsam zur wirksamen Salicylsäure umgewandelt wird. Dafür hält die Wirkung aber auch für 12 Stunden an.

Tinkturen können problemlos 2–3 Jahre genutzt werden.

# MEIN TESTBOGEN

**Muskelkater vom letzten Workout? Rückenschmerzen von der Arbeit? Dann teste dich durch die Empfehlungen auf den vorigen Seiten und dokumentiere deine Ergebnisse!**

Problem: ____________________________________

____________________________________

____________________________________

Gewünschte Wirkung: ____________________________________

____________________________________

____________________________________

Rezept: ____________________________________

____________________________________

____________________________________

☐ Eine Verbesserung trat ein nach ______ Tagen.

☐ Ich konnte leider keine Verbesserung spüren.

So finde ich das ausprobierte Gegenmittel:

→ Aufwand der Zubereitung: ☆☆☆☆☆

→ Komfort der Anwendung: ☆☆☆☆☆

→ Geruch und Haptik: ☆☆☆☆☆

→ Wirkung: ☆☆☆☆☆

→ Wiederholungswürdig? ☐ Ja ☐ Nein

diese Seite als Download:

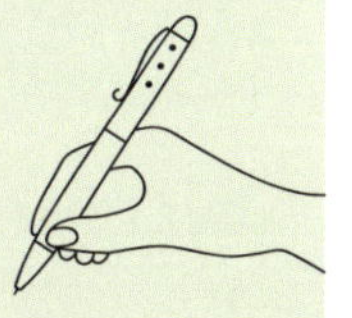

Kreuze an!

TIPP

Lege dir am besten einen Ordner mit deinen Lieblingserzeugnissen an, sortiert nach Problemen, bei denen sie helfen sollen, oder nach der gewünschten Wirkung.

# Hautretter

**Als schnell verfügbarer Nothelfer bei rissiger Haut eignet sich die Ringelblumensalbe auf Seite 23.**

**Die Haut ist unser größtes Organ und sollte auch die entsprechende Aufmerksamkeit bekommen, findest du nicht? Das Gute ist: Die Natur hält manches bereit, was dir bei gereizter oder rissiger Haut helfen kann, und sogar den Mücken kannst du jetzt auf ganz natürliche Weise den Kampf ansagen.**

## Handbalsam

Die Kombination aus Mandelöl, Sheabutter und Ringelblume macht raue, rissige und strapazierte Hände geschmeidig und pflegt Nagelhaut und Nägel.

DU BRAUCHST:
65 ml Mandelöl
9 g Ringelblumenblüten, frisch
10 g Bienenwachs
50 g Sheabutter
optional: 6 Tropfen ätherisches Orangenöl

### So wird's gemacht:

→ Stelle aus den Ringelblumen und dem Mandelöl einen Ölauszug her (→ Seite 82).
→ Gib anschließend 50 ml davon zusammen mit dem Bienenwachs in ein Becherglas.
→ Erwärme dieses im Wasserbad unter Rühren auf 62 °C, bis das Wachs geschmolzen ist.
→ Nimm das Gefäß aus dem Wasserbad und lass es auf 40 °C abkühlen.
→ Rühre anschließend die Sheabutter und ggf. dein ätherisches Öl ein.
→ Fülle deinen Balsam in ein desinfiziertes Salbendöschen oder Gläschen. Verschließe es erst, wenn der Balsam ganz abgekühlt ist.

Der Handbalsam ist mindestens 10 Monate haltbar.

# MEIN TESTBOGEN

**Sind deine Hände im Winter von der Kälte ganz rissig? Ist deine Gesichtshaut gereizt? Oder geht's auf den nächsten Strandurlaub zu? Teste dich durch die Empfehlungen auf den vorigen Seiten und dokumentiere deine Ergebnisse!**

Problem: ______________________________

______________________________

______________________________

Gewünschte Wirkung: ______________________________

______________________________

______________________________

Rezept: ______________________________

______________________________

______________________________

☐ Eine Verbesserung trat ein nach ______ Tagen.

☐ Ich konnte leider keine Verbesserung spüren.

So finde ich das ausprobierte Gegenmittel:

→ Aufwand der Zubereitung: ☆☆☆☆☆

→ Komfort der Anwendung: ☆☆☆☆☆

→ Geruch und Haptik: ☆☆☆☆☆

→ Wirkung: ☆☆☆☆☆

→ Wiederholungswürdig? ☐ Ja ☐ Nein

diese Seite als Download:

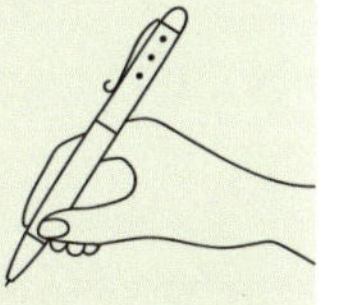

Kreuze an!

**TIPP**

Lege dir am besten einen Ordner mit deinen Lieblingserzeugnissen an, sortiert nach Problemen, bei denen sie helfen sollen, oder nach der gewünschten Wirkung.

## Straffe-Haut-Öl

Dieses Öl wirkt hautstraffend und bindegewebsstärkend. Dafür reicherst du ein gut hautgängiges Basisöl (zum Beispiel Mandelöl) mit ca. 1,5 % ätherischen Ölen an (30 Tropfen auf 100 ml).

Kühl und dunkel gelagert hält das Öl mindestens 1 Jahr.

*Zu den stoffwechselanregenden und durchblutungsfördernden ätherischen Ölen gehören zum Beispiel Grapefruit, Orange, Pfefferminze, Pfeffer, Rosengeranie, Rosmarin, Wacholderbeere, Zitrone, Zypresse und Zeder.*

DU BRAUCHST:

100 ml Mandelöl
50 ml Jojobaöl
45 Tropfen ätherisches Öl

*Zum Beispiel: 15 Tropfen Orange, 10 Tropfen Zypresse, 10 Tropfen Rosmarin, 5 Tropfen Pfefferminze, 5 Tropfen Pfeffer*

### So wird's gemacht:

→ Träufle einfach die ätherischen Öle in das Basisöl und schüttele das Gemisch gut durch.

*Check deinen Badschrank!*

Gibt es darin etwas, das du künftig lieber selber herstellen willst, um unliebsame Inhaltsstoffe zu vermeiden?

Meine Rezeptideen

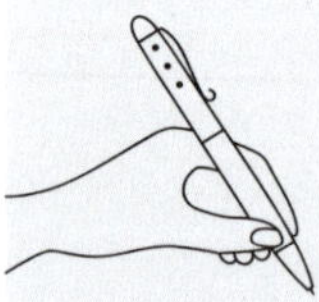

Nicht für alles gibt's in diesem Guide Rezepte. Aber nachdem du hier die Basics gelernt und ausprobiert hast, kannst du gezielt nach Rezepten suchen, ob in Büchern oder im Internet.

## Anti-Herpes-Tinktur

Lippenherpes wird von Viren verursacht, die meist dann angreifen können, wenn die Immunabwehr geschwächt ist, oder in Situationen psychischer Belastung. Diese Anti-Herpes-Tinktur sollte schon zum Einsatz kommen, sobald du die ersten Symptome (Spannungsgefühl, Kribbeln, Brennen) spürst: Tupfe sie mit einem Wattestäbchen mehrmals täglich auf die betroffene Stelle. Mit frischen Kräutern wird die Anti-Herpes-Tinktur besonders gut!

### So wird's gemacht:

→ Bereite die Tinktur zu, wie auf Seite 75 beschrieben.

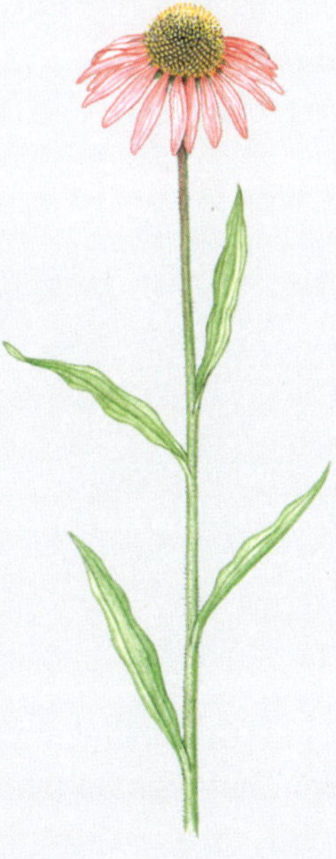

Das frische Kraut des Purpur-Sonnenhuts eignet sich super zur Herstellung einer Tinktur. Äußerlich angewendet wirkt sie wundheilend und antiviral, innerlich eingenommen immunsteigernd. Bitte nicht bei Korbblütlerallergie, einer Autoimmunerkrankung (wie Hashimoto) oder einer Systemerkrankung (wie Multiple Sklerose) einnehmen.

Wenn es ganz schnell gehen muss, kannst du auch den Saft der Blätter auf dein Herpes tupfen. Zerreibe sie zwischen den Handflächen, bis der Saft austritt.

DU BRAUCHST:

30 g Melisse (Blatt)
20 g Salbei (Blatt)
10 g Pfefferminze (Blatt)
10 g Purpur-Sonnenhut (Kraut)
2,5 g Propolis (Harz), gemahlen
200 ml Ethanol 70 % bei frischen Pflanzen, 400 ml Ethanol 70 % bei getrockneten Kräutern

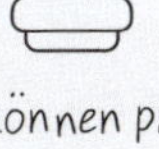

Tinkturen können problemlos 2 Jahre genutzt werden.

## Anti-Mücken-Spray

Müssen Mückensprays eigentlich immer stinken? Teste es selbst! Fest steht: Einige Heilpflanzen haben einen Duft, der die Insekten entweder vertreibt oder der verhindert, dass wir für sie als Blutlieferanten attraktiv sind. Du musst deinen schützenden Duftmantel allerdings stündlich erneuern, aber dafür hast du natürliche Duftstoffe auf der Haut und nicht die Chemiekeule.

Kannst du im Topf selbst kultivieren.

DU BRAUCHST:

10 g Zitronenverbene (Blatt)
10 g Lavendel (Blüte)
10 g Walnuss (Blatt)
170 ml Ethanol 50 %
100 ml Lavendel-Hydrolat
12 Tropfen ätherisches Zitronellenöl (Citronella)
4 Tropfen ätherisches Lavendelöl
4 Tropfen ätherisches Nelkenöl

### So wird's gemacht:

→ Bereite aus den getrockneten Kräutern und dem Alkohol die Tinktur zu, wie auf Seite 75 beschrieben.
→ Filtere die Kräuter durch ein sehr feines Sieb ab, damit der Pumpzerstäuber nicht verstopft.
→ Füge erst danach die ätherischen Öle und das Hydrolat hinzu und verschüttele alles gut.
→ Fülle dein Spray in einen Pumpzerstäuber.

Das Anti-Mücken-Spray hält sich mindestens 1 Jahr.

Auf heller Kleidung könnte es Flecken geben!

**TIPP**

Falls du frische Kräuter verwenden willst, dann verdopple einfach die Menge der Kräuter. Alle anderen Zutaten bleiben unverändert.

## Anti-Mücken-Salbe

Schützt auch vor Zecken!

Die Komposition ätherischer Öle in dieser Salbe mögen Stechmücken und Zecken überhaupt nicht. Trage die Salbe an den unbedeckten Körperstellen auf die Haut auf. Die Wirkung hält nur etwa 1–2 Stunden an, also solltest du es spätestens alle 2 Stunden erneut auftragen.

### So wird's gemacht:

→ Kokosöl im Wasserbad auf 35 °C erwärmen und schmelzen lassen. Dann vom Herd nehmen und die ätherischen Öle unterrühren.

→ In Salbendöschen füllen, im Kühlschrank abkühlen lassen und verschließen.

DU BRAUCHST:

50 g Kokosöl

10 Tropfen ätherisches Palmarosaöl

8 Tropfen ätherisches Zitroneneukalyptusöl

6 Tropfen ätherisches Lemongrasöl

6 Tropfen ätherisches Rosmarinöl

6 Tropfen ätherisches Rosengeranienöl

4 Tropfen ätherisches Lavendelöl

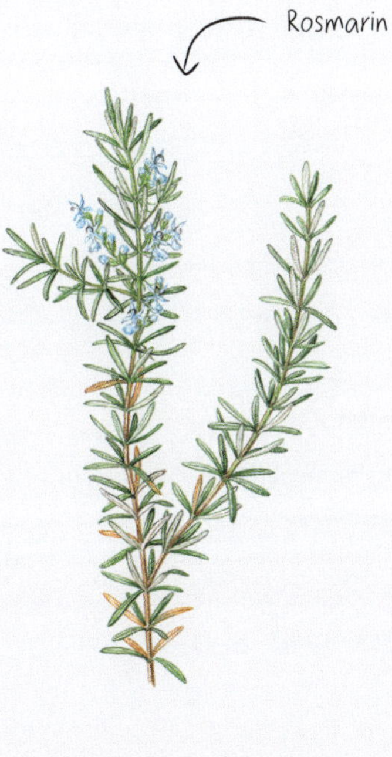


Gekühlt hält sich die Salbe mindestens 15 Monate. Bei Temperaturen über 25 °C wird sie flüssig – sie kann dann immer noch verwendet werden!

# ERFINDE DEIN EIGENES BODYSPRAY!

diese Seite als Download:

**Auf der Basis von Ethanol 40 % vol. (10 ml) und destilliertem Wasser (90 ml) kannst du mit 10 Tropfen ätherischen Ölen ein eigenes Bodyspray herstellen. Statt des destillierten Wassers kannst du auch Hydrolate verwenden, zum Beispiel Rosen- oder Lavendelwasser. Alles einfach in einen Pumpzerstäuber füllen und vor Gebrauch gut schütteln – auf geht's!**

Diese ätherischen Öle will ich ausprobieren:

______________________________

______________________________

______________________________

______________________________

______________________________

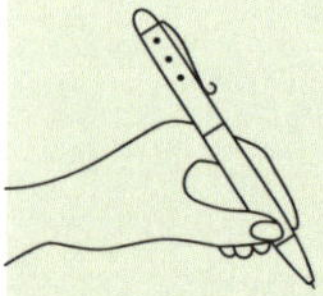

Kreuze an!

So finde ich das Ergebnis:

→ Aufwand der Zubereitung: ☆☆☆☆☆

→ Geruch: ☆☆☆☆☆

→ Haptik: ☆☆☆☆☆

→ Wiederholungswürdig? ☐ Ja ☐ Nein

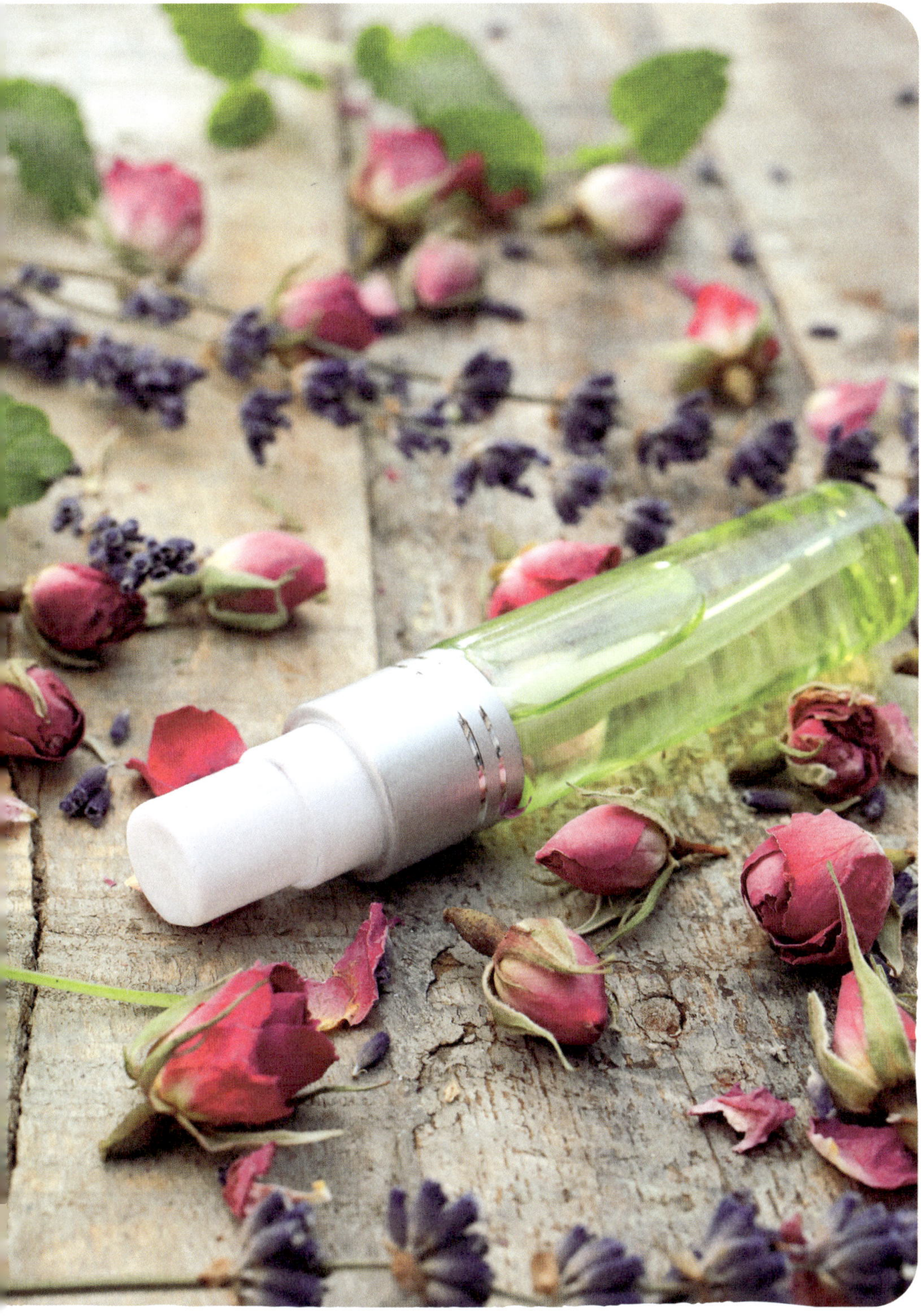

# Gutes für Magen & Darm

Bei der Ursachensuche dürfen Nahrungsmittelunverträglichkeiten und -allergien nicht außer Acht gelassen werden. Im Zweifel sprich besser mit deiner Ärztin oder deinem Arzt.

**Appetitlosigkeit, Blähungen, Übelkeit, Durchfall und Völlegefühl – und sehr oft sind unsere Essgewohnheiten daran schuld. Aber es sind zum Glück manche Kräuter dagegen gewachsen.**

## Teemischungen für alle Fälle

Wähle je nach Beschwerden die passenden Kräuter aus und mixe dir einen Tee:

- **Appetitlosigkeit**: Hopfen, Ingwer, Löwenzahn, Schafgarbe, Thymian und Wermut
- **Blähungen**: Fenchel, Kamille, Kümmel, Lavendel, Pfefferminze und Melisse
- **Durchfall**: Blutwurz, Brombeere, Frauenmantel, Gänsefingerkraut, Heidelbeere, Kamille und Schwarztee
- **Magenkrämpfe**: Dost, Gänsefingerkraut, Kamille, Kümmel, Melisse, Pfefferminze und Schafgarbe
- **Magenschleimhautentzündung**: Malve, Melisse, Kamille, Lavendel, Ringelblume und Süßholzwurzel
- **Übelkeit**: Kamille, Melisse, Pfefferminze und Ingwerwurzel

Diese Kräuter musst du mindestens 10 Minuten ziehen lassen, damit sich möglichst viele heilsame Gerbstoffe herauslösen.

## Verdauungstropfen

Diese Tropfen sind ein echter Allrounder: Du kannst sie bei Magenschmerzen, Völlegefühl, Übelkeit, Blähungen und krampfartigen Magen-Darm-Beschwerden nehmen.

DU BRAUCHST:

15 g getrocknete Kamille (Blüte)
10 g getrocknetes Gänsefingerkraut (Kraut)
10 g getrocknete Melisse (Blatt)
5 g getrocknete Engelwurz (Wurzel)
5 g getrocknetes Süßholz (Wurzel)
5 g getrockneten Kümmel (Frucht)
2,5 g getrockneten Wermut (Kraut)
2,5 g getrocknete Pfefferminze (Blatt)
300 ml Ethanol 40 % oder Spirituose 38–40 %

Musst du auf jeden Fall kaufen.

### So wird's gemacht:

→ Bereite die Tinktur zu, wie auf Seite 75 beschrieben.
→ Nimm 3 x pro Tag nach den Mahlzeiten 20 Tropfen in etwas Flüssigkeit ein (zum Beispiel Kamillentee).

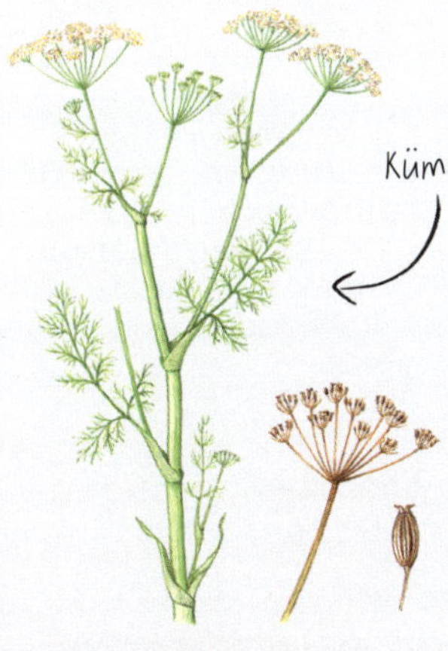


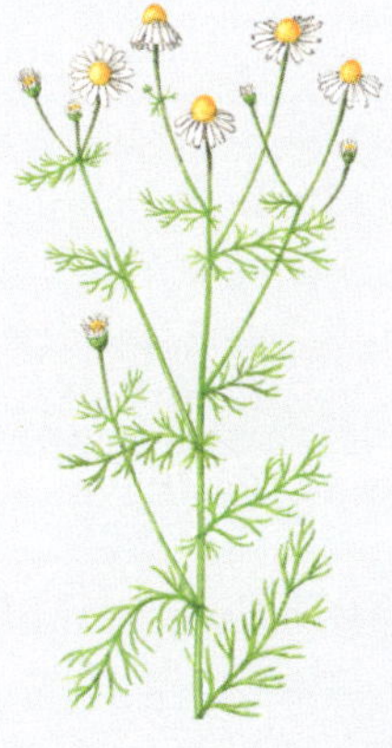


Tinkturen können problemlos 2–3 Jahre genutzt werden.

**TIPP**

Wenn du frische Kräuter verwenden willst, dann genügen 150 ml Ethanol. Oder du verdoppelst die Menge der Kräuter.

## Bittertropfen

Powertropfen

Bitterstoffe regen die Verdauungssäfte und somit den gesamten Stoffwechsel an – und das wirkt sich positiv auf unser Wohlbefinden aus. Das Stimmungsbarometer und die Antriebskraft steigen. Außerdem wirken sie entblähend, verdauungsfördernd und haben einen regulierenden Effekt auf das Körpergewicht.

DU BRAUCHST:

15 g getrocknete Engelwurz (Wurzel)
15 g getrockneten Gelben Enzian (Wurzel)
10 g getrockneten Löwenzahn (Wurzel)
10 g getrocknete Schafgarbe (Blüte)
15 g getrockneten Wermut (Blatt)
360 ml Ethanol 40 % oder Spirituose 38–40 %

Darf nicht gesammelt werden!

### So wird's gemacht:

- Bereite die Tinktur zu, wie auf Seite 75 beschrieben.
- Bei akuten Verdauungsbeschwerden nimm 3 x pro Tag nach den Mahlzeiten 20 Tropfen in Wasser ein. Bei Appetitlosigkeit nimm sie 30 Minuten vor den Mahlzeiten.

**Die Bittertropfen enthalten Pflanzen, deren Inhaltsstoffe Magensäfte, Gallentätigkeit und Bauchspeicheldrüse anregen.**

TIPP

Für die Rezeptur kannst du mit Ausnahme der Enzianwurzel auch frische Pflanzen verwenden. Dazu wird im Rezept lediglich die Alkoholmenge halbiert.

Die Bittertropfen kannst du mindestens 2 Jahre verwenden.

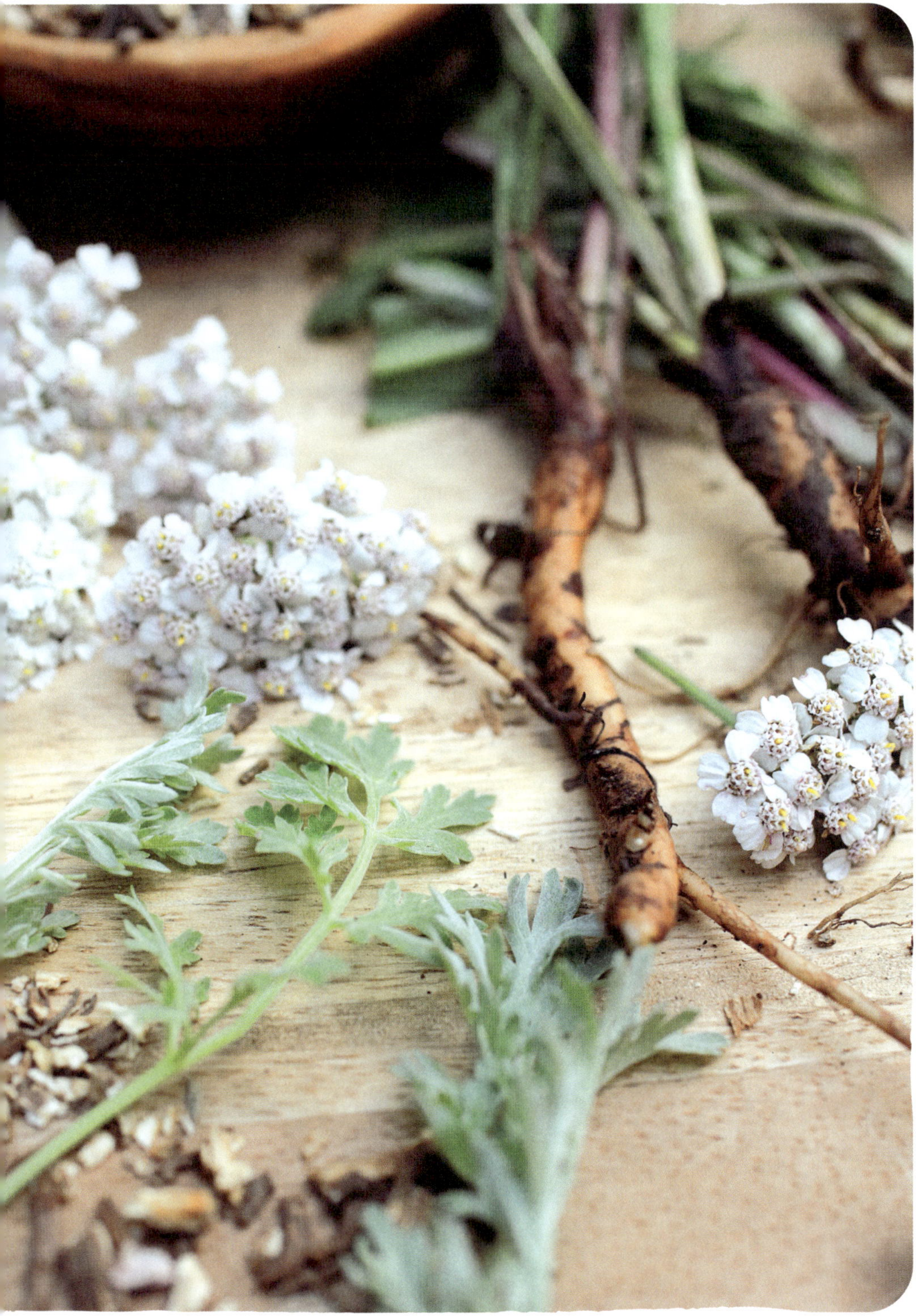

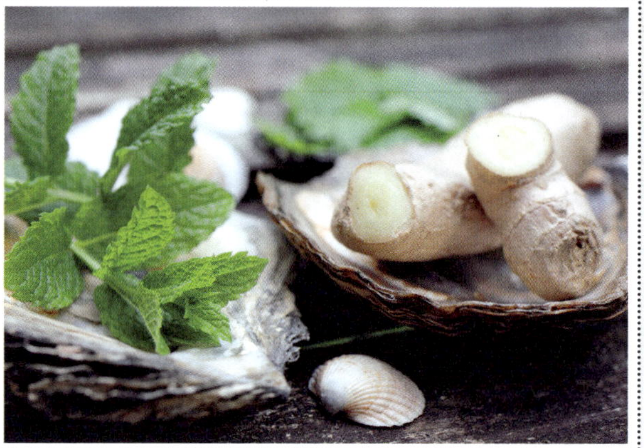

TIPP

Als Snack für die Reise sind in deinem Fall kandierter Ingwer, Pfefferminzbonbons oder -kaugummi super.

## Gute-Reise-Tropfen

Wenn du längere Strecken in Auto, Schiff oder Flugzeug unterwegs bist, rebelliert dein Magen? Es gibt Heilpflanzen, die dir vielleicht helfen können: Vor allem Ingwer und Pfefferminze bekämpfen Übelkeit und beruhigen den Magen.

DU BRAUCHST:

50 g frischen Ingwer (Wurzelstock)
30 g frische Pfefferminze (Blatt)
30 g frische Melisse (Blatt)
50 ml Glycerin
20 ml Wasser
280 ml Ethanol 70 %

### So wird's gemacht:

→ Glycerin, Wasser und Ethanol mischen. Bereite dann die Tinktur zu, wie auf Seite 75 beschrieben.
→ Beginne unbedingt 30 Minuten vor Reisebeginn mit der Einnahme. Gib dazu 5–10 Tropfen in etwas Pfefferminztee oder Wasser. Wiederhole die Einnahme während der Reise mehrfach. Du kannst die Gute-Reise-Tropfen auch in einen Pumpzerstäuber füllen und bei Bedarf 2- bis 3-mal damit in den Mund sprühen.

Tinkturen können problemlos 2–3 Jahre genutzt werden.

# MEIN TESTBOGEN

**Blähungen? Durchfall? Völlegefühl? Teste dich durch die Empfehlungen auf den vorigen Seiten und dokumentiere deine Ergebnisse!**

Problem: ______________________________

Gewünschte Wirkung: ______________________

Rezept: _______________________________

_____________________________________

☐ Eine Verbesserung trat ein nach ______ Tagen.

☐ Ich konnte leider keine Verbesserung spüren.

So finde ich das ausprobierte Gegenmittel:

→ Aufwand der Zubereitung: ☆☆☆☆☆

→ Komfort der Anwendung: ☆☆☆☆☆

→ Wirkung: ☆☆☆☆☆

→ Wiederholungswürdig? ☐ Ja ☐ Nein

diese Seite als Download:

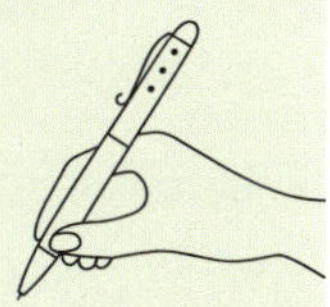

Kreuze an!

**TIPP**

Lege dir am besten einen Ordner mit deinen Lieblingserzeugnissen an, sortiert nach Problemen, bei denen sie helfen sollen, oder nach der gewünschten Wirkung.

# Erste Hilfe

**Keine Frage: In ernsten Notfällen müssen die Profis ran. Bei kleineren Dingen lohnt sich aber der Griff in die Hausapotheke. Und wieder stellt sich da die Frage, ob es immer gleich das synthetische Präparat sein muss. Ich gebe dir hier für einzelne Fälle Tipps, die du mal ausprobieren kannst:**

## Erste Hilfe bei Mückenstichen

- **Arnikatinktur:** Arnika (darf nicht gesammelt werden!) wirkt abschwellend und schmerzlindernd. Du kannst die fertige Tinktur kaufen, oder du besorgst dir im Handel Arnikablüten und setzt die Tinktur nach dem Grundrezept auf Seite 75 an.
- **Aloe Vera:** Das in den Blättern enthaltene Gel wirkt kühlend und abschwellend.
- **Spitzwegerichsaft** oder **Saft von Gänseblümchenblättern:** Die Kräuter zerreiben oder zerkauen und den frischen Pflanzensaft auf die betroffene Stelle tupfen.
- **Zwiebel:** Eine frisch aufgeschnittene Zwiebel auf den Stich pressen.

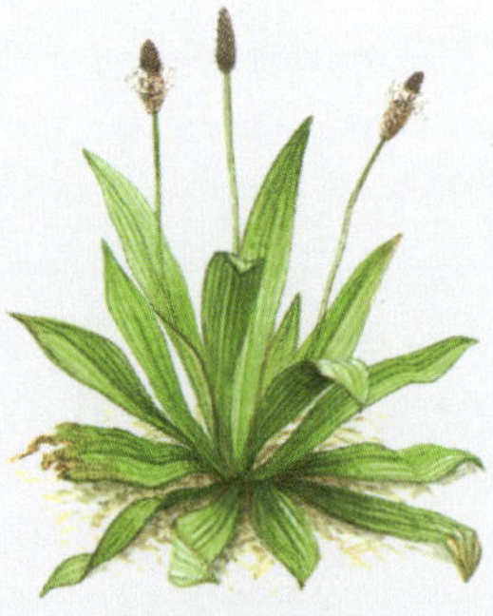

Spitzwegerich

desinfiziert und hilft der Haut zu heilen

## Wundheilungstinktur

Kamille, Ringelblume und Schafgarbe wirken antimikrobiell, wundheilungsfördernd und entzündungshemmend.

### So wird's gemacht:

→ Bereite die Tinktur zu, wie auf Seite 75 beschrieben.

→ Du kannst diese Tinktur in einer Kompresse bei Kratz-, Schürf, Schnitt-, Riss- und Stichwunden verwenden und sogar damit gurgeln, um Entzündungen der Mund- und Rachenschleimhaut zu bekämpfen: Verdünne 2 TL Tinktur in 250 ml Wasser für Umschläge und zum Gurgeln. Zur Desinfektion wende sie unverdünnt an.

DU BRAUCHST:
20 g getrocknete Kamille (Blüte)
20 g getrocknete Ringelblume (Blüte)
10 g getrocknete Schafgarbe (Blüte)
280 ml Ethanol 40 % oder Spirituose 38–40 %

Tinkturen können problemlos 2–3 Jahre genutzt werden.

Schafgarbe

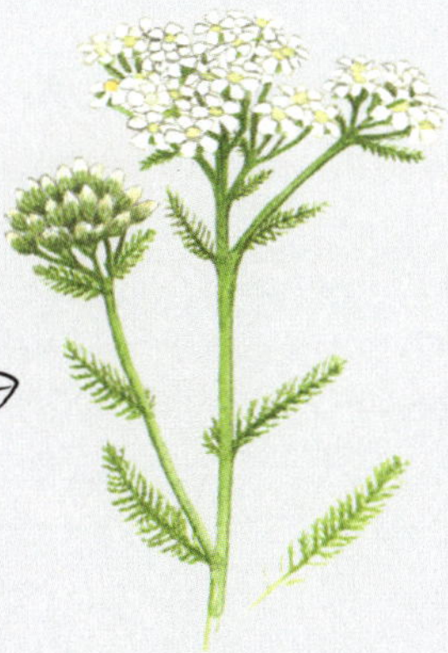

**TIPP**

Wenn du frische Kräuter verwenden willst, dann genügen 125 ml Alkohol. Oder du verdoppelst die Kräutermenge.

Kein Fett auf offene Wunden! Fett (Salbe) verschließt die Wunde und verhindert, dass das Wundsekret ablaufen kann. Damit behindert es die Abheilung. Außerdem haben Mikroorganismen so leichtes Spiel. Nutze stattdessen Umschläge mit obiger Tinktur.

## Brandsalbe

*super bei Sonnenbrand oder leichten Verbrennungen*

Das beruhigende und kühlende Kokosöl verbindet sich in dieser Brandsalbe mit der heilsamen Wirkung von Lavendel- und Sanddornfruchtfleischöl.

DU BRAUCHST:

100 g Kokosöl
15 g frische oder 7 g getrocknete Lavendelblüten
20 Tropfen ätherisches Lavendelöl
15 Tropfen Sanddornfruchtfleischöl

*Im Kühlschrank hält sich die Salbe mindestens 1 Jahr.*

### So wird's gemacht:

→ Das Kokosöl im Wasserbad auf 55 °C erhitzen und die Lavendelblüten einrühren. 2 Stunden auf Temperatur halten.

→ Anschließend abfiltern.

→ Wenn das Öl auf 40 °C abgekühlt ist, das ätherische Lavendelöl und das Sanddornfruchtfleischöl unterrühren.

→ Danach die Salbe in ein vorher desinfiziertes Döschen füllen, im Kühlschrank abkühlen lassen und verschließen.

TIPP

**Schürfwunden-Mittel für unterwegs**

Du hast dir beim Wandern das Knie aufgeschlagen und keine Tinktur im Rucksack? Dann schau mal, ob du Blätter von Spitzwegerich oder Gänseblümchen findest. Presse den Pflanzensaft heraus und tupfe ihn auf deine Schürfwunde. Hilft auch bei Brennnesselquaddeln und Insektenstichen.

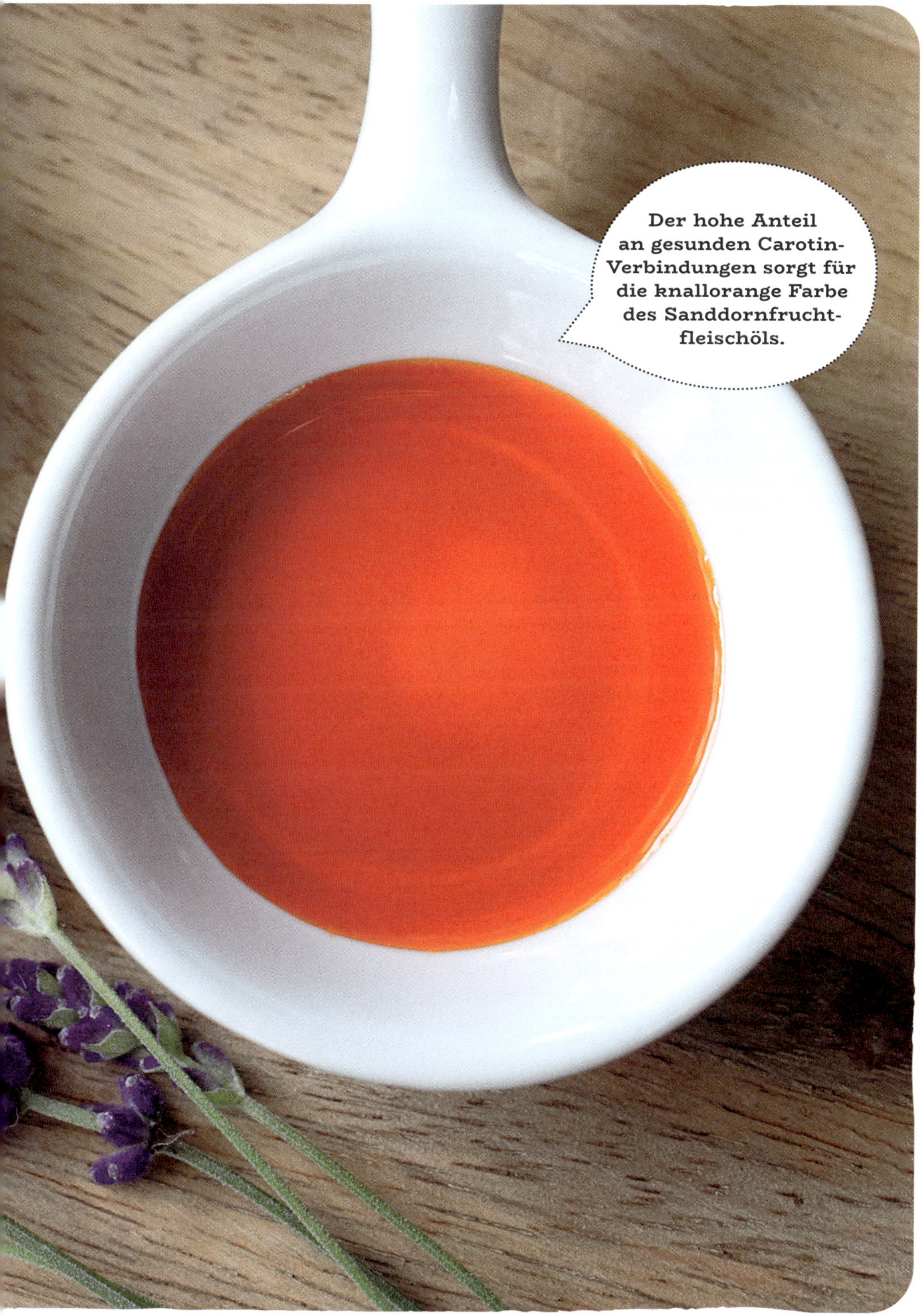
Der hohe Anteil
an gesunden Carotin-
Verbindungen sorgt für
die knallorange Farbe
des Sanddornfrucht-
fleischöls.

## Kreislauftropfen

Niedriger Blutdruck ist weniger gefährlich als zu hoher, so viel steht fest. Aber nervig ist er trotzdem. Die gute Nachricht: Du musst dich nicht mit deinem Schwindel, deiner permanenten Müdigkeit und den ständig kalten Händen und Füßen abfinden. Ich zeige dir hier ein Tinkturenrezept für Kreislauftropfen, die deinen Organismus garantiert in Schwung bringen.

DU BRAUCHST:
20 g Weißdorn (Blüte und Blatt)
20 g Rosmarin (Blatt)
20 g Ingwer (Wurzelstock)
10 g Thymian (Blatt)
200 ml Ethanol 70 %

Tinkturen können problemlos 2–3 Jahre genutzt werden.

### So wird's gemacht:

→ Bereite die Tinktur zu, wie auf Seite 75 beschrieben.

→ Nimm 3 x pro Tag 10–15 Tropfen in etwas Flüssigkeit ein.

**TIPP**

Die Mengenangaben beziehen sich auf frische Pflanzen. Wenn du überwiegend getrocknete Kräuter verwenden willst, dann nimm die Hälfte der angegebenen Kräutermenge.

**Erste-Hilfe-Tipps**


- bei Kopfschmerzen → ab Seite 102
- bei Erkältungsbeschwerden → ab Seite 108
- bei Muskel- & Gelenkschmerzen → ab Seite 114
- bei Magen- & Darmproblemen → ab Seite 126


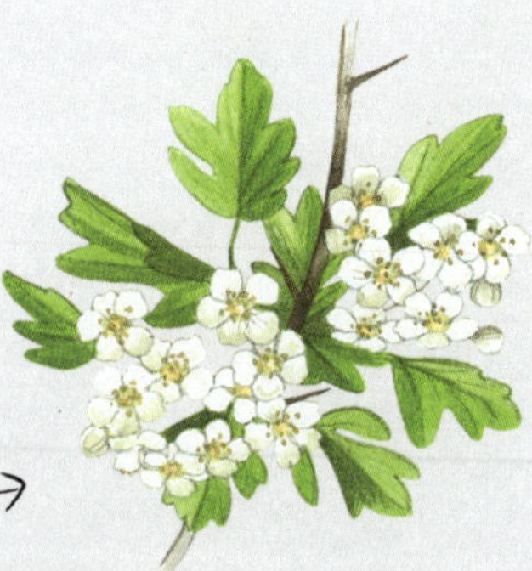

Weißdorn

# DIE SOMMERURLAUB-CHECKLISTE

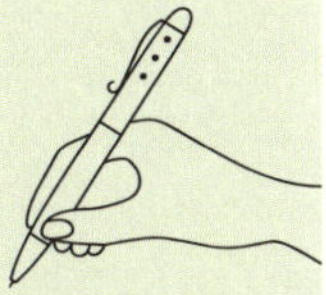

Hake ab!

diese Seite als Download:

Mein Lieblingsmittel …

gegen Steckmücken: ____________________ ☐

gegen Übelkeit: ____________________ ☐

bei Schürfwunden: ____________________ ☐

bei Sonnenbrand: ____________________ ☐

gegen Kopfschmerzen: ____________________ ☐

gegen Erkältung: ____________________ ☐

für guten Schlaf: ____________________ ☐

gegen Müdigkeit: ____________________ ☐

bei Kreislaufproblemen: ____________________ ☐

bei Bauchschmerzen: ____________________ ☐

bei Durchfall: ____________________ ☐

bei Muskelkater: ____________________ ☐

Außerdem müssen in meinen Koffer:

Pflaster ☐

Sonnenschutz ☐

## MEIN PERSÖNLICHES WOHLFÜHLPROGRAMM

**Vorsorge ist immer besser: Routinen und Struktur helfen erwiesenermaßen, die Gesundheit und Immunabwehr zu erhalten und manche gesundheitlichen Probleme gar nicht erst entstehen zu lassen. Du hast in diesem Guide viele Heilpflanzen und Rezepte kennengelernt, die du in deinen Alltag einbauen kannst. Warum also bis Neujahr warten, um gute Vorsätze zu formulieren? Entwirf deinen persönlichen Plan für die Zukunft!**

Hier einige Anregungen für Bausteine, die du vielleicht für einen gelungenen Tag oder auch nur einmal pro Woche verwenden willst:

→ Tee trinken
→ gesund essen (zum Downloaden gibt es ein leckeres Pestorezept)
→ Baden/Duschen
→ Wellness/Massagen
→ Natur genießen
→ Sport/Bewegung
→ Chillen/Meditieren/Entspannen
→ Lesen
→ Heilpflanzen verarbeiten oder sonst wie handwerklich tätig sein

**Anregungen durchs ganze Jahr:**

- Frühjahr: Frischpflanzensäfte, Smoothies & Wildkräuterrezepte ausprobieren, Kräuter im Garten oder Balkonkasten aussäen
- Sommer: Kräuterschnuppern als Ritual, Kräuter kennenlernen und sammeln
- Herbst: Waldbaden, Tee trinken & Baumharze sammeln zum Räuchern
- Winter: Abwehrkräfte stärken & Rauhnächte feiern

Nicht für alles brauchst du Tee, Tinktur & Co. Aber falls du auf ein Heilpflanzenprodukt zurückgreifen willst, kannst du es hier notieren:

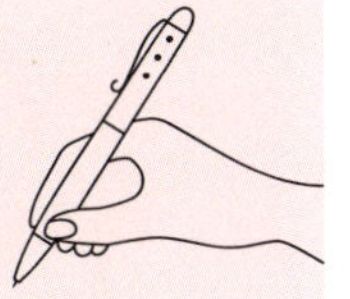

| | Diese Rezepte plane ich dafür ein: |
|---|---|
| Mein Morgenritual könnte so aussehen: | |
| In den Pausen zwischen der Arbeit nehme ich mir das vor: | |
| Mein Zu-Bett-geh-Ritual könnte so aussehen: | |
| Als Schlafzeiten nehme ich mir vor: | ______ Uhr – ______ Uhr |
| Jeden Tag will ich: | |
| Einmal pro Woche will ich: | |

# Willst du tiefer ins Thema einsteigen?

Hier ein paar weitere meiner Bücher, die dich vielleicht interessieren:

**Baum und Mensch**, Verlag Eugen Ulmer, Stuttgart 2017

**Essbare Bäume und Sträucher**, Verlag Eugen Ulmer, Stuttgart 2025

**Geheimnisse der Hecken**, Verlag Eugen Ulmer, Stuttgart 2019

**Geheimnisse der Unkräuter**, Verlag Eugen Ulmer, Stuttgart 2023

**Heilpflanzen finden**, Verlag Eugen Ulmer, Stuttgart 2021

**Heilpflanzen und Kräuter aus dem eigenen Garten**, Verlag Eugen Ulmer, Stuttgart 2025

**Kraft und Magie der Heilpflanzen**, Verlag Eugen Ulmer, Stuttgart 2023

**Öle, Cremes und Salben aus Heilpflanzen**, Verlag Eugen Ulmer, Stuttgart 2020

**Tee aus Kräutern und Früchten**, Kosmos, Stuttgart 2025

**Unsere essbaren Wildpflanzen**, Kosmos, Stuttgart 2018

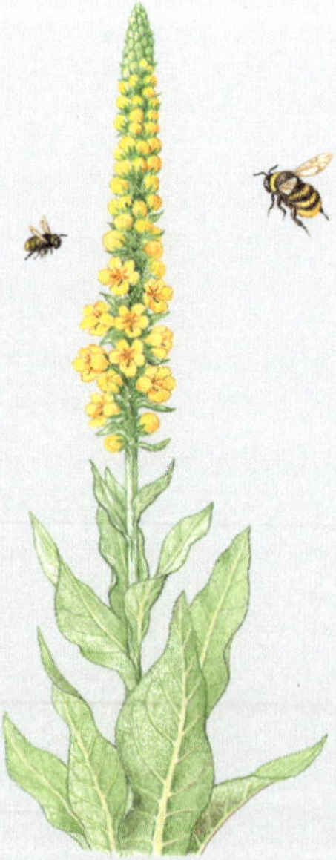

Hier findest du weitere meiner Videos rund um Heilpflanzen:

Zusammen mit meiner Frau Helga Ell-Beiser habe ich dieses Buch geschrieben:

**Heilpflanzen-Tinkturen**,
Verlag Eugen Ulmer,
Stuttgart 2022

Von anderen Autorinnen und Autoren kann ich dir noch empfehlen:

Ingrid und Peter Schönfelder:
**Der Kosmos Heilpflanzenführer**, Kosmos,
Stuttgart 2023

Margot Spohn, Marianne Golte-Bechtle, Roland Spohn:
**Was blüht denn da?**
Kosmos, Stuttgart 2021

## Über den Autor

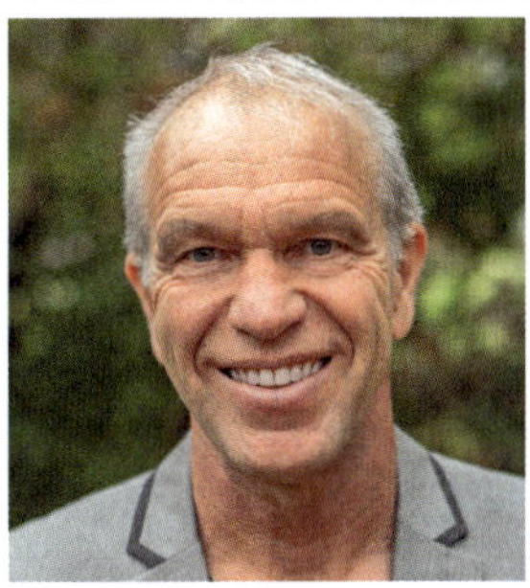

Rudi Beiser ist DER Heil- und Wildpflanzenexperte, Autor vieler Bücher zu diesen Themen und Coach an verschiedenen Instituten. 20 Jahre lang hatte er seine eigene Kräutermanufaktur, darauf spezialisiert, mit biodynamischer Wirtschaftsweise hochwertige Tee- und Gewürzkräuter zu kultivieren und zu verarbeiten.

# Zum Nachschlagen

# Impressum

**Bildquellen:** Die Fotos stammen von Heike Schmidt-Röger mit Ausnahme der folgenden:
annsei38/Shutterstock.com: 24 | Rudi Beiser: 68 | Helga Ell-Beiser: 141 | Sabrina Sue Daniels: 98 | Frank Hecker Naturfoto: 111 | Maryna Osadcha/Shutterstock.com: 21 | Masha Botina/Shutterstock.com: 106 | Bigi Möhrle: 61, 62, Bonusmaterial zu Seite 138 | Gerhard Schuster: 95
Die Zeichnungen fertigte Steffen Walentowitz mit Ausnahme der folgenden: Anna L. e Marina Durante/Shutterstock.com: 57 m.l. | BeiLen/Shutterstock.com: 39 o. | Design_Stock7/Shutterstock.com: 38 Blattform 5 |Helmuth Flubacher: 43 | LENNAMATS/Shutterstock.com: 38 Blattform 1–4 | Ma-ja88/Shutterstock.com: Titelmotiv | MarinaSummer/Shutterstock.com: 39 u. | Lutz-Erich Müller: 14, 28, 35, 39 Randspalte, 45, 49 o.r., 51 o.l., 51 u.l., 53 o.r., 53 m.l., 53 u.l., 53 u.r., 55 u.r., 110, 112 u., 121, 123, 127 l., 127 r., 140
Die Layoutelemente erstellte Michaela Mayländer, Stuttgart, www. sistermic.de, mit Ausnahme der folgenden: ahmad agung wijayanto/Shutterstock.com: Daumen | Amina Uzdenova/Shutterstock.com: Glühbirne | creativemarket.com/Naive Feel: Papier-Hintergründe des Umschlags und der Aufmacher | creativemarket.com/NatalieArtShop: Hand mit Stift & Bücherstapel | creativemarket.com/Pinkbrush: Checkboxen, Tippboxen, Striche, Pfeile, Sprechblasen auf Seite 7 , Sterne | Horoskooppi minun/Shutterstock.com: Stempel | MariMuz/Shutterstock.com: offenes Buch | Polina Tomtosova/Shutterstock.com: Ausrufezeichen Vector bucket/Shutterstock.com: Herz
Die Videos im Downloadbereich hat Rudi Beiser erstellt.

Die in diesem Buch enthaltenen Empfehlungen und Angaben sind von dem Autor mit größter Sorgfalt zusammengestellt und geprüft worden. Eine Garantie für die Richtigkeit der Angaben kann aber nicht gegeben werden. Autor und Verlag übernehmen keine Haftung für Schäden und Unfälle. Bitte setzen Sie bei der Anwendung der in diesem Buch enthaltenen Empfehlungen Ihr persönliches Urteilsvermögen ein.
Der Verlag Eugen Ulmer ist nicht verantwortlich für die Inhalte der im Buch genannten Websites.

**Anmerkung zur Schreibweise (Gendering):** Gendergerechtigkeit und Inklusion sind bei uns gelebte Praxis – bei der Auswahl unserer Themen, bei der Recherchearbeit, in der Gestaltung. Unsere Texte meinen alle. Damit unsere Inhalte jedoch gut lesbar bleiben, verzichten wir in diesem Werk auf die jeweilige Mehrfachnennung oder Anpassung der Schreibweise bestimmter Bezeichnungen an die weibliche, männliche oder diverse Form.

**Bibliografische Information der Deutschen Nationalbibliothek**
Die Deutsche Nationalbibliothek verzeichnet diese Publikation in der Deutschen Nationalbibliografie; detaillierte bibliografische Daten sind im Internet über http://dnb.d-nb.de abrufbar.


Wollgrasweg 41, 70599 Stuttgart (Hohenheim)
E-Mail: info@ulmer.de
Internet: www.ulmer.de
Projektleitung & Konzept: Christine Hutschenreuther
Lektorat: Melanie Kattanek
Herstellung: Stephanie Haun
Reihen- & Umschlaggestaltung:
Michaela Mayländer, Stuttgart, www.sistermic.de
Satz: Marion Schreiber, www.marionschreiber.de
Reproduktion: time:ray, Jettingen
Druck und Bindung: Pustet, Regensburg
Printed in Germany

**ISBN 978-3-8186-2684-6**

MIX
Papier | Fördert gute Waldnutzung
FSC® C014889